日常診療のよろずお助け Q&A 上級編

研修医の指導から臨床現場のあらゆる疑問まで，ポストレジデントの「困った」に答えます！

林 寛之／編著
太田 凡　岩田充永／著

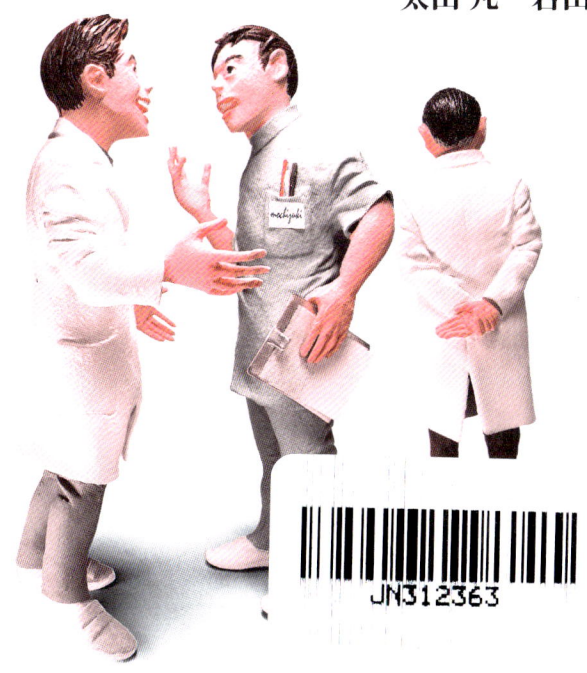

羊土社

To my Naoko & Haruko
whose patience and good humor made this possible!
Hiro

To my family and my patients who made me a doctor,
and special thanks to colleagues of SKGH for their effort.
Bon

With great appreciation to Seiko, Tadahiko, Yoko, Eiko.
Mitsunaga

はじめに

　臨床の現場は疑問だらけだ．教科書に書いてある治療法の多くは経験則や理論により成り立っているもので，実際に患者さんに前向き研究で行われてきたわけではない．いわゆるエビデンスに乏しいことを踏襲しているに過ぎない．エビデンスが少しでもある治療を選択して頑張りたい！と，そんな崇高な意思をもって日々の治療ができれば苦労はしないのだが，エビデンスそのものには限りがある．実際には忙しい臨床の中で，目の前の患者さんがよくなってくれさえすれば，エビデンスだの，海老ダンスだの，ブレイクダンス（あぁ，苦しい）だのどうでもいいって気になってしまう．

　「ドクター」とは本来「教える」というラテン語から由来している．臨床研修医も増えた今，ドクターの意味は教えるという医師の本来の姿に戻り，医師が後進を育てることが必須となったと言えよう．自分の目の前の仕事をこなしつつ，将来の優秀な医師の卵をうまく育てないといけない．ひねくれものの医師を育てては，それは上級医としての男/女がすたるってぇもの．「青は藍より出でて藍より青し」．自分より優秀な後進を育ててこそ，優秀なドクターではないだろうか．

　小難しい話は抜きにして，本書では実際の臨床の現場で起きた疑問や研修医に対する指導に関して，よろず相談承ってみました．ベッドに横になりながら読むもよし，トイレの友に読むもよし，研修医に手の内を明かしながら指導法をフィードバックしてもらうのもよし．いろんなスタイルで読み飛ばしていただき，そして明日の糧にしていただければ幸いに思う．

　さて問題です．「タッタッター，タッタッター」と言えばそれに続く音楽は？

　「青い山脈」の「タラララッタッター」が頭に思い浮かぶようなら，上級医としての貫禄十分．無理して若作りしても無駄なので，研修医を手のひらで自由に遊ばせて指導しましょう．「ジングルベル」の「タッター，タッター（鈴がぁ〜鳴るぅ〜）」が思い浮かぶなら，若者マインドをもった上級医として研修医にため口をきかれながら一緒に働いて頑張ってください．さて，あなたはどっち？

2007年3月

著者を代表して

林　寛之

日常診療のよろずお助け Q&A 上級編

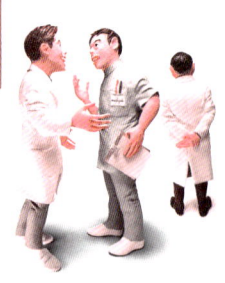

はじめに

① 指導・業務

Q1	全科	M＆Mカンファレンスのやり方	◆失敗を教訓にする	14
Q2		昔は素直でいい奴だったのに…	◆患者さん思いの医師であり続けるために	16
Q3		研修医に教える余裕なんてないのだけれど…	◆Teaching is learning twice	18
Q4		古い教育方法はダメなのですか？	◆教師のタイプはいろいろあってよい	20
Q5		怒っちゃいけないのですか？	◆最近の研修医は…	23
Q6		いい指導医って何だろう	◆いい指導医の条件	26
Q7		問題研修医に困ったぁ！	◆ダメな研修医の対処法	28
Q8		それは批判なの？非難なの？助言なの？	◆効果的な教育法	32
Q9		エビデンスに飛びつく研修医，論文の鵜呑みに物申す	◆論文を臨床に適応するときの約束事	35
Q10		面白い講義の秘訣は？	◆ACTIVE education	38

Contents

Q11		お金の話は学問的ではないけれど	◆医療コストの請求方法は研修目標ではないのか	41
Q12		診療録の記載漏れが多い	◆仕事が遅い研修医への対応	44
Q13	内科	外来患者前で研修医の指導？	◆患者さんの前での指導も効果的	47
Q14		おじさん・おばさん研修医って扱いにくい？	◆年配の研修医の教育法	49
Q15		救急外来での教育は時間がない!?	◆ベッドサイドティーチング	52
Q16	呼吸	肺炎をなめてはいけない	◆入院疾患だけしか考えていないと病気を見落とす	55
Q17		研修医に気管挿管をさせるのはいいんだけど…	◆気管挿管の確認	57
Q18	整形	「ん～，骨折はないですよ」は禁句！	◆骨折の白黒をつけるより，どう患者さんをケアするかが大事！	60
Q19	外科	手技を教えるにはどうしたらいい？	◆技術指導は忍耐が必要だ	63
Q20		お前って奴は…！	◆人格を否定するような指導は指導にならない．YOUメッセージはNG！	66
Q21	救急	救急隊や研修医の報告してくるバイタルサインはうそだらけ？	◆バイタルサインの測定は難しい	70
Q22		ありがたーい訓示をたれる常套句	◆救急の心得	73
Q23	外来診療	忙しい外来でどう教えたらいい？	◆5 microskillsをうまく利用すべし	77
Q24	その他	人にはそれぞれ事情があるもの	◆患者さんへの共感	81
Q25		身だしなみ・服装は誰のため？	◆患者さんの好む医師像とは？	85
Q26		上司とうまくいかなくて困った	◆上司との人間関係を克服する	88

② 臨床Tips

Q27	内科	アルブミン神話のウソ・ホント	◆アルブミン浪費大国日本	92
Q28	循環	EBMの主役ACE阻害薬, やっかいな副作用を予測しよう？	◆ACE阻害薬の空咳予測	94
Q29		中心静脈圧を推定するには	◆従来の身体診察にエコーを活用すると効果抜群	96
Q30		緊急性がない高血圧なんだけどねぇ…	◆高血圧非緊急症!?のトリアージ	98
Q31		ERでの心房細動（Af）のマネージメント	◆ERでどこまでやる？	102
Q32		鼻出血があれば高血圧が悪い証拠？	◆鼻血は血圧のせいではありません	105
Q33		ECGのお荷物って？	◆aVRだってやるときゃやるぜ	107
Q34		その痛みの範囲は心臓なの？	◆胸痛の範囲と心筋梗塞の関係	112
Q35		ハイテクならぬローテクも見直そうよ心不全	◆心不全診断における病歴, 身体所見の重要性	115
Q36	呼吸	肺炎だと思ったのに胸部X線で肺炎像がない…	◆臨床所見を大切にしよう	118
Q37		市中肺炎に血液培養は必要か？	◆ルーチン血培に異議申す!?	120
Q38		いったいどの肺炎を入院治療したらいいの？	◆より簡便なスコア：CURB65	122
Q39	消化	アスピリン内服どれだけ中止する？2つの心配の狭間で…	◆利点と危険をよく考えよう	125
Q40	小児	摂氏41℃！…直腸温	◆発熱≧41℃（106°F）は菌血症の恐れあり	128
Q41		黄色い鼻水だから抗生物質って本当？	◆抗生物質はいつ必要なのか？上気道炎 vs 副鼻腔炎	130

Contents

Q42	外科	あぁ，勘違い，その遅れが命を落とす	◆外傷出血性ショックの評価… 謎のtransient responder	132
Q43	外傷	痛い処置を嫌がる救急患者	◆患者さんの気持ちも考えよう	134
Q44		GCS8以下なら気管挿管でしょ!?	◆気管挿管のタイミングとGCS	136
Q45	救急	蘇生時の過換気は百害あって一利なし	◆蘇生手技を見直そう	138
Q46		エレベーターは三途の川？	◆病院内搬送の注意点	140
Q47		ERでの体重測定	◆自己申告は正確か？	143
Q48	脳・神経	髄液をとってはみたものの…	◆髄液検査と髄膜炎の微妙な関係	146
Q49		くり返し頭部CTを撮る意味はあるの？	◆軽症頭部外傷のフォローアップCT	148
Q50	その他	アナフィラキシーの逆襲!? ちゃんと治療したのに…	◆遅発性，二相性反応の恐怖	151
Q51		カリウム補正の落とし穴	◆低カリウム血症の原因は？	153

③ コミュニケーション

Q52	全科	文句を言った者勝ちってことはないんですか？	◆特殊なトリアージ	156
Q53		なぜか患者さんが拒否するんです!?	◆造影剤アレルギーにびびった!?	160
Q54		よくわかってないんじゃない？	◆内服薬の理解はいかに	163
Q55		痛みを増幅してませんか？	◆どう声をかけるかが大事	166
Q56	内科	ヘタな説明では肝心の治療にはつながらない!?	◆説明のしかたが患者さんの判断に大きな影響を与える	169

Q57	消化	何かあったらって何？	◆医者の常識は患者さんの非常識	171
Q58	小児	こら!! 説明に小難しい医学用語を使うな！	◆説明はわかりやすい言葉で，No Medical Jargon!	173
Q59		抗菌薬をください!! 点滴をしてください!!	◆抗菌薬・点滴大国ニッポン	176
Q60	救急	年功序列でなかなか文句も言えないが…	◆危険な上級医	179
Q61	外来診療	患者さんへの怒りを静める方法は？	◆怒っちゃいけないことはわかっているが…	182
Q62	その他	後片付けの指導方法は？	◆後片付けは大人に教えることか？	185

④ controversy

Q63	全科	「やらない方がいいんだけどねぇ」	◆医学的に正しくないことを上司に強要されたら…困った上司の対応法	188
Q64		超一流誌の論文だから大丈夫？	◆医学論文のその後は…	192
Q65	消化	その腹部X線本当に要るの？	◆ほんとに必要その風習	194
Q66		イレウス管はもう使わないですか？	◆経鼻胃管でもいいの？	196
Q67	整形	ギプスはシーネに勝るのですか？	◆シーネだっていいことがある	199
Q68	外傷	血胸だからって胸腔ドレーンを入れまくっていいんですか？	◆血胸に対する胸腔ドレーンの適応	202
Q69	脳・神経	脳出血にペルジピン®は禁忌なの？	◆薬品添付文書の功罪	206
Q70		脳梗塞の診療は本当に急ぐのですか？	◆Brain attackと知ってはいるが…	209
Q71	感染症	CVラインを入れるのに清潔ガウンを着るの？	◆CVラインと清潔操作	213
Q72	その他	回転性めまいにメイロン®は本当に効果があるの？	◆日本の誇るメイロン神話	215

Contents

⑤ 勉強法

Q73	全科	学会なんて屁の河童	◆学会総会は怖くない	220
Q74	救急	ACLS？ICLS？心肺蘇生法講習会花盛り	◆ここらでちょっと整理を	222
Q75	感染症	副腎皮質ステロイドの少量投与は重症敗血症に有用なのですか？	◆敗血症とステロイド，システマティック・レビューの注意点	224
Q76	臨床研究	インターネット利用術1：救急で役立つガイドライン	◆知っておトクのガイドライン	229
Q77		インターネット利用術2：日常診療で役立つガイドライン	◆こんなガイドラインもネットでお得	233
Q78		インターネットでお得な文献検索	◆タダ至上主義	237
Q79		インターネットでお得な情報を	◆メーリングリスト活用術	240
Q80	その他	あぁ，忙しや．でも読まないとね	◆文献に騙されずに正しく読む方法	243

索　引　　　　　　　　　　　　　　　　　　　　　　　　　248

カバー立体イラストレーション ……… 野崎一人
撮影 ……………………………………… studio one

Column

出羽の神症候群	25
やっぱりなくなった上肢挙上とお遊戯～心肺蘇生	114
小児の頭部外傷：ガイドラインは所詮ガイドライン	150
薬剤投与ミスが多いのは？	165
交通事故診療のミソ	205
Controversyだらけの医学	228

必ず覚えるべき ポイント INDEX

① 指導・業務

全科
- 一人の失敗を全員の教訓とするために ……………………15
- 研修医のBurn-outを防ぐのも上司の務め ………………17
- Teaching is learning twice ………………………………19
- どんな教育のタイプでも愛情があればOK! ………………22
- 研修医を従わせるには… ……………………………………25
- 優秀な指導医ってどんなの? ………………………………26
- ダメ研修医にも救いの手を… ………………………………31
- 効果的なフィードバックとは… ……………………………34
- その処方待った!PECOでエビデンス再チェック …………37
- 魅力的講義の秘訣とは ………………………………………40
- コスト漏れをまじめに考えよう ……………………………43
- 診療録が書けてこそ一人前! しっかり指導すべし! ……46

内科
- 患者さんの目の前での指導もオッケー! ……………………48
- 年配の研修医の指導には… …………………………………51
- ベッドサイドティーチングこそ,指導医の腕の見せ所 ……54

呼吸
- 肺炎治療の第一歩 「基礎疾患はあるか?」 ………………56
- 気管挿管成功への道 …………………………………………59

整形
- 骨折見逃しをしないために! ………………………………62

外科
- 手技をうまくさせるには… …………………………………65
- 愛のある指導のコツ …………………………………………68

救急
- バイタルサインは奥が深いのだ ……………………………72
- 救急心得 ………………………………………………………76

外来診療
- 忙しい外来での5 microskills指導法 ……………………80

その他
- 救急は「共感」力が試される ………………………………84
- 好印象は身だしなみから ……………………………………87
- 人間関係で困ったら …………………………………………90

② 臨床Tips

循環
- ACEかARBか,それが問題だ ………………………………95
- 中心静脈圧の予測法 …………………………………………97
- ERでの高血圧症診療の手順 ………………………………100
- Afの治療戦略 ………………………………………………104
- 鼻出血のMyth ………………………………………………106
- aVRもなかなかどうして捨てたもんじゃない ……………110
- 安易に否定できないコワい胸痛 ……………………………113
- 心不全を見逃さない! ………………………………………116

呼吸
- 胸部X線が正常でもあわてないあわてない ………………119
- 肺炎にルーチン血液培養? NOT! …………………………121
- 肺炎リスクの評価 ……………………………………………124

消化
- アスピリン内服継続? 休薬? 安易な判断は大ケガのもと!! ……127

小児	高熱（直腸温≧41℃，腋窩温≧40℃）は要注意 ………… 129
	カンベンしてよ，風邪に抗生物質！？ ………………… 131
外科	non responderを見逃すと命取り！ …………………… 133
外傷	ERでの処置を行うときの鉄則 ………………………… 134
	気道確保のタイミングを知るべし ……………………… 137
救急	「ちょっと待て，挿管入っても，過換気するな！」 ……… 139
	病院内搬送だからと言ってナメてはいけない ………… 142
	知っているようで知らない体重 ………………………… 144
脳・神経	髄膜炎の診断は総合判断力がカギ！ …………………… 147
	軽症頭部外傷での頭部CT Tips ………………………… 149
その他	アナフィラキシーはエピネフリンによる速効治療が勝負！
	ただし，治療ですぐに改善しても油断するな ………… 152
	低カリウム血症治療のTips ……………………………… 154

③ コミュニケーション

全科	患者さんの真意をくみとって対応すべし ……………… 159
	造影剤アレルギーの心得 ………………………………… 162
	患者さんの内服状況をいま一度チェックしよう！ …… 165
	どうせ声をかけるなら… 医者は口八丁も大事なのだ！ … 168
内科	これで納得！ 治療の説明 ……………………………… 170
消化	「何かあったら」神話を見直そう ………………………… 172
小児	医療者の常識≠患者さん・家族の認識 ………………… 175
	かぜに安易に抗菌薬を処方してませんか？ …………… 178
救急	危険な上級医の対処法 …………………………………… 181
外来診療	怒りをコントロールしてこそプロ ……………………… 184
その他	後片付けもできないとは…トホホ ……………………… 186

④ controversy

全科	困った上司との対応法 …………………………………… 191
	超一流誌の論文だからといって… ……………………… 193
消化	チョット待て，ほんとに要るか，その腹部X線 ……… 195
	賛否両論：イレウス管 vs 経鼻胃管 …………………… 198
整形	ギプス vs シーネ ………………………………………… 201
外傷	「血胸に胸腔ドレーン」の神話 ………………………… 204
脳・神経	脳出血の降圧にペルジピン®？ controversy ………… 208
	脳梗塞急性期診療では… ………………………………… 212
感染症	清潔操作はやっぱり大事！ ……………………………… 214
その他	めまいのエビデンス ……………………………………… 217

⑤ 勉強法

全科	学会参加のTips …………………………………………… 221
救急	ICLS vs ACLS …………………………………………… 223
感染症	エビデンスの紐とき方 …………………………………… 227
臨床研究	タダを追求するなら ……………………………………… 239
その他	文献の読み方必勝法！ …………………………………… 247

臨床現場で使えるお役立ちツール

本書のなかで図表としてまとめられている有用データのINDEXです．

研修医にも患者さんにも愛される上級医になるために，ぜひご活用ください！

① 指導・業務

- **全科**
  - Teaching perspectivesの5つのタイプ …… 21
  - 優秀な救急指導医はどんなことに気をつけているのか？ …… 27
  - 問題研修医のパターン …… 29
  - ダメチン研修医の対処法 …… 31
  - ACTIVE education …… 39
  - 診療録に記載する際のワンポイントアドバイス …… 46
- **内科**
  - 年配研修医の指導におけるTips …… 50
  - ベッドサイドティーチングの利点 …… 53
- **外科**
  - 手技指導の5ステップ …… 64
  - 愛のサンドイッチ指導法 …… 69
- **外来診療**
  - 5 microskillsの流れ …… 79
- **その他**
  - 身だしなみの推奨例 …… 86

② 臨床Tips

- **内科**
  - アルブミン製剤　Do（?）& Don't …… 93
- **循環**
  - 鼻出血の正しい止め方 …… 106
  - LMCA閉塞の心筋梗塞 …… 108
  - 急性心外膜炎 …… 109
- **呼吸**
  - Pneumonia Severity Index（PSI） …… 123
  - CURB65 …… 124
- **外傷**
  - 気管挿管の適応判断とそのタイミング …… 137
- **臨・神経**
  - 細菌性髄膜炎スコア …… 147
  - 血腫増大の予測可能なリスク …… 149

③ コミュニケーション

- **全科**
  - 「NO TEARS」tool …… 164
- **救急**
  - 危険な上級医の対処法 …… 180

⑤ 勉強法

- **その他**
  - 文献選びのポイント：PP-ICONs …… 244

① 指導・業務
Q1〜Q26

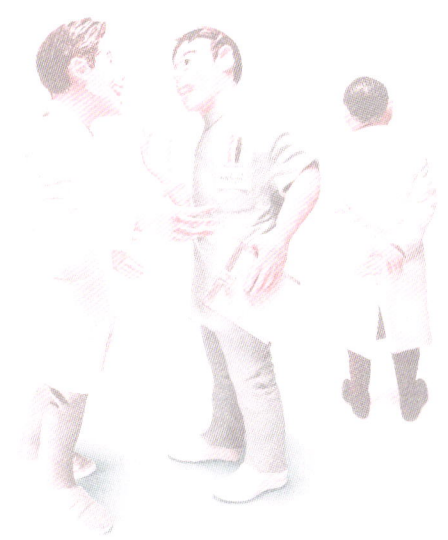

① 指導・業務 　　　　　　　　　　　卒後10年　内科医

1　M & M カンファレンスのやり方
失敗を教訓にする

心筋梗塞を見落として帰宅させてしまった研修医が「もう医者を辞めたい…」と落ち込んでいます．彼を非難せず，皆の教育材料とするよい方法はありますか．

Answer　法律的なことはさておき，教育的な観点からすると，非難・犯人探しからは何も生まれない．失敗をオープンにする雰囲気をつくることが指導医の役目だ．

「何でこんなことになったんだー‼」と叱責し，犯人探しばかりする雰囲気では，研修医は失敗を隠すようになり，やがて失敗を失敗と認識できず「あれはしかたがなかったんだ．だって…」と自己弁護ばかりが上達する医者になってしまう．こうなってしまったら修正はほぼ不可能だ．カンファレンスでは，司会者は非難の発言をする人間がいたら厳重に注意しなければならない．あくまでも同じミスをくり返さないことが M&M（Morbidity & Mortality）conference の主目的であり，どのようにして改善していくかが目的であること，そのためには建設的な意見を言うように心がけることを，くり返し参加者に促すようにする必要がある．

また，「困ったらすぐに上級医をよべ」というあいまいで実現不可能なアドバイスではなく，**具体的にどのような点に注意して次に失敗を回避できるかを皆で導き出すこと**．この Clinical Pearls の蓄積は施設の財産となる．反対に，この蓄積がない施設は毎年同じ失敗をくり返すばかりで進歩がなく，やがて研修医の数も減ってゆく（そしてポストレジデントの仕事は増えるばかり…）．失敗の原因は以下のように分類される．

① **知識不足**にあるのか（心電図を読めなかった．胃痛で受診する AMI があることを知らなかった．検査の限界を知らなかったなど）
② **技能の未熟さ**にあるのか（中心静脈穿刺時に気胸合併など）
③ **態度の問題**なのか（夜中で注意力が散漫になった．説明不足であったなど）

失敗の原因を研修医とともに分析し、解決策を考えるというアプローチが有効だ。とかく競争社会を勝ち抜いてきた人間が多い医者の世界では「自分の失敗ひた隠し、他人の失敗鋭く叱責」という体質が残っている!? 他人の失敗を学習材料とし、皆で成長してゆく雰囲気をつくり出すためにも、ココは一つ、ポストレジデントのあなたが**「自分に優しく、他人にもっと優しく」**という姿勢をみせてあげたいね。

さらにもう一つ！ 症例提示をする際は必ず個人情報保護法にひっかからないように発表者は十分注意を払うこと。今後多くの患者さんにとって恩恵を受けるはずの内容なのに、マスコミが介入してきてしまうようなことになったら、個人の同定から、記者会見、そして謝罪の行脚になってしまい、話がすり替わってとんでもない方向に進んでしまうからね。患者さんに不利益なことを隠すということとは次元が違う話なので、本当の医療ミスならもちろんすぐにオープンにすべきなのは言うまでもない。

一人の失敗を全員の教訓とするために

① 失敗は、知識・技能・態度のどこに問題があったのか冷静に分析せよ
② 「どの点に注意すれば次の失敗を回避できるか」を具体的に導き出せ
③ 他人の失敗は、自分の最高の教育材料「明日は我が身」と心得よ
④ 個人の非難は厳禁

読んでナットク！ 必読のエビデンス＆レビュー

1) Frank, J. et al.: The M & M Files Morbidity and Mortality Rounds in Emergency Medicine. Hanley & Belfus, 2002
 ⇒経験豊富な著者が、実際にあった失敗症例を分析し、解説している。どんなに頑張っても現代の医療には限界があることも理解できる。そんなときどのように患者さんと情報を共有するかも大事なことだ。そしてその限界を医療者みんなが共有し、患者さんに不利益が起こらないようなフォローアップランが立てられれば言うことがない…はず。必読図書（本文引用なし）。

①指導・業務

卒後10年　内科医

2 昔は素直でいい奴だったのに…
患者さん思いの医師であり続けるために

先日，救急当直中に「腰痛で動くことができない」という患者さんのことで3年目の整形外科医をよんだら，患者さんに「腰痛くらいで救急外来に来てもらっても困りますよ．寝ているくらいしかないのですから．ウチの病院はこの程度では入院はできません」などと横柄な対応をしてトラブルになってしまいました．研修医時代は患者さんにも親切で研修態度もよかったのですが‥‥．患者さんに冷たくなってしまう若手医師にはどのように対応したらよいでしょうか？

Answer　この時期の若手医師って，医学的知識が増えはじめ錯覚に陥ったり，Dutyが増えて研修医時代に比べあまりに責任と仕事量が増えてBurn-out状態となり心の平静が保てなくなって，患者さんや後輩研修医に冷たい態度をとってしまうことがあるよね．今回のように患者さんへ不適切な対応をしている場合は，比較的早く発見できるけれど，「患者さんや先輩には何とかそれなりの対応をしているけれど後輩医師には当たり散らす」という場合は，発見が遅れて手遅れになってしまうことがあるから研修医からの評価を聞いておくなど注意が必要だ．

　日本では，すべてを犠牲にして病院に長時間いるのが素晴らしい医者という風潮が蔓延しており，若い医師が「自分のための時間」を確保したいなんて言おうものなら，「まったく最近の若者は…医者として心構えがなっていない!!」と説教されてしまうのが現状ではないだろうか．しかし，**人間誰しも自分の精神状態がよくないと他人に優しくできないもので，これは医者だって例外じゃない．**

　「やる気が起こらない」，「疲れきった」というBurn-out状態では，患者さんに丁寧に説明できないし質問にも答えることができない，あるいは知識の欠如に起因しない医療過誤など医療の質低下が起こりやすいこと[1]や，反対に研修医の心が安定していると患者さんにも共感でき優しく対応できるという報告もある[2]．

「俺の研修医時代は若手医師には人権なんかなかったんだぞ．人権もない奴が Burn-out とはけしからん!! 10年早い!!」という風潮のなかを生き抜いてきた世代には理解しにくいことだけれど，患者さんのためにも彼らの心の平静は絶対に必要なことなんだ．中間管理職としては，「最近疲れてないかい？ 飲みにいこうか」と誘ったり（注!! この誘いがさらにストレスになる場合もあるのでそのあたりは配慮が必要），毎晩遅くまで仕事が終わらない若手医師が少しでも早く帰宅できるように上司に進言してあげたりするような気配りが大切だね．

研修医の Burn-out を防ぐのも上司の務め

- 患者さんに冷たく接する後輩をみたら，叱るだけでなく彼・彼女の精神状態にも配慮しよう

読んでナットク！ 必読のエビデンス＆レビュー

1) Shanafelt, T. D. et al.：Burnout and self-reported patient care in an internal medicine residency program. Ann. Intern. Med., 136： 358-367, 2002
2) Shanafelt, T. D. et al.：Relationship between increased personal well-being and enhanced empathy among internal medicine residents. J. Gen. Intern. Med., 20： 559-564, 2005

① 指導・業務　　卒後10年　循環器内科医

3 研修医に教える余裕なんてないのだけれど…

Teaching is learning twice

卒後臨床研修が必修となって，うちの病院にも研修医が来るようになりましたが，自分の仕事だけでも手一杯で，とても教える余裕なんてありません．そもそも自分が研修医の時代も雑用をこなしながら，先輩のやっていることを見よう見まねで覚えてきたものです．研修医はこちらの忙しさもわからず，「何も教えてくれない」と不満を言うのですが，こちらとしては「甘えるな!! 俺は教育して給料貰ってるんじゃないんだ!!」と怒ってしまいそうです．研修医教育はやっぱり避けることはできないでしょうか？

Answer

確かに，卒後5〜10年目の時代は臨床でも多くのことを任されてただでさえ多忙なのに，さらに研修医教育まで任されてはたまったものじゃないという気持ちはよくわかる．本当にご苦労様!! でもね，研修医に教えるのも悪いことばかりじゃないんだ．"Teaching is learning twice." という格言があるように，**人に教えることは自分にとっても高い学習効果を生む**ものなんだ．「…という所見があるので，今回の症例では心電図で異常所見がなくても急性心筋梗塞は否定できないんだよ」とか「…という所見から細菌感染症の可能性は低いので，今回は抗菌薬を処方しなかったんだよ」というように自分の臨床判断の根拠を説明してあげると後輩の研修医も喜ぶし，自分の医学的な思考過程を再認識できるので自分自身も勉強になる．

日常の臨床業務って慣れてくると，ついつい流れ作業のように「とりあえず○○!!」ってな感じで指示を出して検査結果を見て考えるという「脊髄反射診療」になってしまいがちなんだよね．この脊髄反射診療ばかりやっていると，いつのまにか「医者としての大脳皮質」の萎縮が進行して回復不能になってしまう…ああ恐ろしい!!（あなたの周りにもそんな医者っていませんか？）．こんな脊髄反射医にならないために，自分の判断の根拠を後輩に意識的に説明する習慣はとても役に立つ．また，**研修医の純粋**

な目というのは，上級医に「間違ったことをできない」という適度なプレッシャーを与え，上級医が勉強するためのモチベーションになる．研修医教育病院の方が，教育病院ではない施設よりも死亡率が低いという報告もあるけれど[1,2]，これって若い医者が病院全体によい刺激を与えている影響なんじゃないかな．

> **Teaching is learning twice**
> ① 研修医に教えることで，自分の臨床判断（思考過程）を再確認できる
> ②「研修医の純粋な目」は学習を継続するための大切な刺激剤

読んでナットク！ 必読のエビデンス＆レビュー

1) Rosenthal, G. E. et al.: Severity-adjusted mortality and length of stay in teaching and nonteaching hospitals. Results of a regional study. JAMA, 278 : 485-490, 1997
2) Polanczyk, C. A. et al.: Hospital outcomes in major teaching, minor teaching, and nonteaching hospitals in New York state. Am. J. Med., 112 : 255-261, 2002

①指導・業務

卒後6年　内科医

Q4 古い教育方法はダメなのですか？
教師のタイプはいろいろあってよい

　初期臨床研修の必修化に伴って，医学教育指導法の話題が多く出るようになりました．そこでは北米で発展した問題解決型というカンファレンス形式がもてはやされています．指導者が知識を一方的に伝えるのではなくて，できる限り研修医や医学生たち自身で医学的問題を解決していくよう，指導医が議論のガイド役を担う方法だと理解しています．しかし，これまでの知識詰め込み型指導というのは本当に時代遅れでダメな方法なのでしょうか？

　僕は自分のもっている知識ならそれなりに伝えることはできるのですが，そうした教え方が「面白くない」と言われると何となく憂鬱になります．研修医にとっては退屈な講義でも，仕事に関することなのですから頑張って学ぶのが当たり前ではないでしょうか．そもそも医者なんていうのは職人のようなものですから，何も教えられなくても先輩の背中を見て技を盗んでいくものなのではないでしょうか．

　新しい教え方を身につける自信がないせいかもしれませんが，なんとなく釈然としません．日本の医学教育はアメリカの医学教育に負けているのでしょうか？

Answer　そういえば「ゆとり教育」というのも，本来は「考える力」を伸ばすことが目的だったのに，今になって「学力低下」が連呼されているなぁ．世界と比べて学力テストの点数が低下したからといって大騒ぎしている教育委員会が滑稽にすら思える．単純な暗唱や計算問題の重要性も再認識されているようだ．あなたが言われる「知識の伝授」や「黙って背中を見ていろ」式の指導方法も今後見直される時代が来るかもしれないよ．

　従来の日本の医学教育とアメリカの医学教育のどちらが優れているかは，一概には判定できないよね．医療や医学教育にかけているコストがまったく違うし，医療保険制度も違う．アメリカは，お金持ちの受ける医療と貧困者の受ける医療に差があって当たり前の世界だから，そこで行われている医学教育があらゆる場面で同じように効果を発揮しているとも考えにくいだろう．確かにアメリカにはよい医学テキストが多いと思うけど，なんでもかんでもアメリカで用いられている方法をグローバルスタンダー

ドととらえるのは早計ではないだろうか.

ただ,あなたも「指導医の端くれ」を自認されるのであれば,何事もはじめから毛嫌いせずに,とりあえず相手の言い分(新しい医学教育方法)を理解し,そのなかから,現代の日本の体制でも有用だと思われる部分を取り入れるようにしていくべきではないだろうか.

大切なことは,知識詰め込み型であっても,問題解決型であっても,俺の背中を見ろ型であっても,そこで学ぶ研修医が患者さんにとって少しでもよいお医者さんになっていく目標があるということだ.「教育はコミュニケーションである」とも言われる.あなたがどんなタイプの指導医であろうとも,愛情をもって研修医とコミュニケートすることができれば,研修医はよい方向へ変容していくのではないだろうか.逆にそれがなければ,どんなに新しい教育理論を学んでも無駄ではないかしらン.新しい教育法と言いながら能面のような眠い話をされるより,俺について来いと研修医を積極的に引きずり回すくらいの方が研修医は喜ぶものだ.手法は何であれ積極的に教えてやるという姿勢はとっても大事だ.新しい手法を知っていても,その出し方,利用のしかたによっては随分つまらなくなってしまうものだ.

カナダの教育学者 Pratt らは,アメリカ,カナダなどの大学教師 2,000 人以上を対象にアンケート調査を行い,教師が「教える」ということをどのように認識しているか(Teaching perspectives)を研究し,以下の5つのタイプに分類できると報告している[1].

表●Teaching perspectivesの5つのタイプ

①Transmission(知識伝達)型	対象内容を正しく十分に伝えることが教育である
②Apprenticeship(徒弟)型	学ぶべきものは仕事のなかで自ら身につけていくのが効果的な教育である
③Developmental(発達)型	学習者の視点に立ち計画的な成長を促すことが教育である
④Nurturing(養育)型	教育とは,学習者の精神的支援を行いながら人間的成長を促すものであるとする
⑤Social Reform(社会変革)型	教育とは,社会を変革することが最終目標であるとする

90％以上の教師は，これらのうちの1つまたは2つまでの認識を有していたという．北米であっても，「知識伝達」を教育と認識している大学教師が結構いるんだ．

　この論文では，どの認識が正しいとは結論していない．どのような認識であっても，それぞれに応じたよい指導方法，悪い指導方法があるとしている．あなたが，自らももっている知識をうまく正しく研修医に伝えたいのであれば，あなたなりの方法を工夫して，少しでもよい指導を心がければいいんだ．自信をもちましょう．

　あなたの指導方法がよかったか悪かったかは，あなたの元で成長した研修医がどのような医師になるかで決まるんだ．

どんな教育のタイプでも愛情があれば OK!

① 「教育」をどのようにとらえるかは一様ではない
② 研修医のタイプに応じた指導方法を工夫すればよい
③ 新しい提案があれば，毛嫌いせずに考慮してみよう

読んでナットク！ 必読のエビデンス＆レビュー

1) Pratt, D. D. et al.: Reconsidering "good teaching" across the continuum of medical education. J. Contin. Educ. Health Prof., 21：70-81, 2001

2) http://www.teachingperspectives.com
　⇒教育に関する認識をチェックする質問がある．果たしてあなたはどのタイプに属するのかな？（本文引用なし）

① 指導・業務

卒後10年　整形外科医

5 怒っちゃいけないのですか？
最近の研修医は…

全科

　最近の研修医って，甘いんじゃないですか．特に新臨床研修制度がはじまってから余計ひどくなったような気がします．何かというと「指導が足りない」と文句を言うくせに，当たり前のことができていない．遅刻はする，カンファレンスには出てこない，勉強もしない，同じことを何度も言わせる．

　成人教育理論に基づいた指導医向けのテキストには，「感情的に叱らない」「具体的な事例について指導を行い，人格を否定するような叱り方をしない」「改善してもらいたい具体的事項を伝えるにしても，その前後で相手のよいところを褒めるように」「多くの職種の者から対象となる研修医の評価を集め，一元的な視点で叱らない」なんて書いてありますが，私の若いころは，頭から怒鳴りつけられて，それが当たり前だと思っていました．今の指導理論は甘すぎるのではないでしょうか？

Answer　「今どきの若い奴は」「俺の若いころは」なんて言葉は，おそらく何千年前からくり返されているような気がするが，それはさておいて….

　新臨床研修制度がはじまって明らかに変わったと思われる点は，初期臨床研修を過ごす施設に対する帰属意識が確実に薄れたことだ．医局に入局するなど，かつての初期臨床研修は，「人生を預ける」ほどの覚悟があった．まるでヤクザの縄張りに入るようなもので，いったん入局したら簡単には足抜けなどできない世界だ．先輩医師が「おい○○（医師名），カラスの羽の色は白だなあ」と言えば「白です」と答えなければならなかった．医局の上司は自分の人事を左右する力をもっており，「ダメ医師」の烙印が下されると大変なことになる．そうならないためには従順な「Yes-man/Yes-woman」でなければならない．そういった封建的な帰属意識が少なからずあった．私などすでに三度ほどぐる巻きにされて海に捨てられた（という脅しにあった）．あなたが怒鳴りつけられても上司の言うことを聞いていたのも，こうした要素が否定できないのではないだろうか．

　今から思えばこのパターンは決して悪いことばかりではなく，忍耐力を養うには有効だった．そうした意味で最近の研修医は，忍耐力を養うチャ

ンスが少なくなっただろう．理不尽な圧力で忍耐力なんか養いたくない，なんて声も聞こえてきそうだが，医者の仕事には時としてそんな忍耐力も必要，と思うのは筆者だけだろうか．医者ハラスメントも昨今ではあちらこちらにあり，理不尽な患者要求にも心を平静に保ち，我慢するところはプロらしく我慢する，なんてことよくあるよね．いちいち医療知識のない患者さんと同じ土俵で大喧嘩するなんてことはあってはならない．ひどい言葉を浴びせられても，患者説得には説明力のみならず，忍耐も必要なんだ．

　新しい臨床研修制度では，簡単に「クビ」にすることも「減給」にすることもできない．せいぜい研修修了証を発行しないぞ，と脅かすぐらいだ．しかし，これは病院側の評判を落とす危険性がある．甘っちょろくなったと嘆いても，利害関係で言うことを聞かせようとするのは困難だ．だいたいそんなせこい脅かしをするような読者はいないだろうけど…．「北風と太陽」と同じで，**相手を強制的に言うことを聞かせて動かすのではなく，能動的に動かしてこそうまくいくというもの．**

　こうした状況では，研修医が指導医の意見を素直に聞き入れるパターンは，
　　① 尊敬し全面的信頼を置く医師からの指導である場合
　　② 指導医の意見が正しいと判断し，それに従う場合
のいずれかになるのではないだろうか．あなたが研修医から尊敬と信頼を集めているのであれば，多少ガミガミしても，時には真剣に叱っても，①の方法が成立するだろう．確かに，正しい内容を伝えている限り，「俺の背中を見ろ」の一言で指導できるのはよい教育といえる．ただし，この指導を成立させるためには，指導医が優れた臨床能力を備えているばかりでなく，人間性にあふれ研修医に深い愛情を注いでいることが前提条件だ．僕・私の指導医は～フィバー～嵐を巻き起こす～フィバー～どんなときだって～僕らを助けてくれるぅ～フィバー…じゃないといけない．

　残念ながら，そこまで成熟した関係が未だ成立していなければ，回りくどくても，甘すぎるようでも，お客さん扱いのようでも，②の方法をとらざるを得ない．あなたが学んでいる成人教育理論を踏まえながら地道に①を目指すのがよい．少なくともその手法を知っているのは大きな武器だ．指導も熱意だけでなく，技術が要求される時代になったんだと考えよう．

研修医を従わせるには…

① 新臨床研修制度になって確かに指導は難しくなった
② 指導医は自らの医師としての能力と人間性を高めなければならない
③ 回り道でも成人教育理論の理解は大切だと思われる

全科

Column

出羽の神症候群

確かにアメリカの医学教育は素晴らしい．日本の精神論的指導も悪くはないが，それでは底上げに失敗しているのが浮き彫りになってきた．でもちょっと待てよ．研修医が終わったらやはりどうせ誰も教えてはくれないのだ．ここからは自分で情報を取る訓練をしないといけない．独学にかけてみれば日本もなかなか捨てたものではない．だって研修医の頃からそうしてきたんだもんね．システムでは負けているけど，個人の努力と奉仕の精神は過労死になるくらい働いている日本の医師に軍配は上がる…と言えるかも．アウトカムを統一させていないので比較にもならない…か．

さて昨今，北米帰りでいろいろ日本に影響を与えてくれるような日本人医師が増えている．ありがたいことだ．心からエールを送る．面白いことに留学から帰った医師には2つのパターンがあるらしい．1つは異様にカタカナ英語を使って日本大好きを装う人．「毛色の変わった勉強をしていばりやがって」と他の日本人医師にいじめられないような事前の予防策かもしれないと誰かが囁いていた．もう1つのパターンは，留学を前面に出すタイプ．事あるごとに「アメリカでは…」「カナダでは…」というのが口癖になっている．「では，では」で「出羽の神」と揶揄される．1つ間違えると他の日本人からいじめられてしまうかもしれない危険をはらんでいる．それもそのはず，北米は広い．その人個人が経験したアメリカ（カナダ）などたかが知れており，アメリカ（カナダ）の代表になるほどの隅々までの事情を知る由もないのだ．たとえアメリカのガイドラインがあったとしてもアメリカ人は真面目にガイドラインに従わないことも多いという．ましてや北米と比較して，「日本では…」「日本では…」というと，他の日本人が笑ってしまう．だってそれこそ日本も広いのだ．個人の知る日本なんてせいぜい転職した数の病院しか知らないはずだから…．出羽の神の話はかなりバイアスがあるのも否めない．

15年以上も前に，日本の救急とカナダの救急を比較した論文を某医学雑誌に投稿したが，「あなたは日本の代表ではない」と査読が返ってきてボツになったことがある．ごもっとも．ペーペーのくせに日本の医療なんか語らせるかってなものだろうが，…ま，当たっている．人間余計にひねくれてしまい，360度姿勢を正した．あっ，360度も回ったら元の木阿弥…振り出しに戻る….

① 指導・業務

① 指導・業務

卒後5年　内科医

6 いい指導医って何だろう
いい指導医の条件

指導医講習会というのがあちこちで開催されるようになりましたが，理論的なことが多く，とにかく患者さんみたいに研修医にもサービスしなさいという感じがひしひしと伝わってくるような気がします．でも教育はやはり熱意だと思うのですが，何がいい指導医という評価を受ける秘訣なのか教えてください．

Answer　確かに優しいというのは指導医云々を論じる以前に人間的魅力があるということだろう．ただし，研修医であるからこそドジを踏み，間違いからも多くのものを得ていくのであり，一方そのドジが患者さんに悪影響を与えてしまうのでは本末転倒である．厳しくしないといけないときは厳しくしないといけない．やはりそこはただ厳しいのではなく，質問者の言うとおり熱意を常にもっているかどうかで研修医が聞く耳をもつかどうかが決まる．

実際にはどんな教育法がいいなんて決まりきったものがないので，個人個人が自分のスタイルに合った一番いいと思う方法で教えていくしかない．Bandieraらは優秀な教育者である43人のカナダの救急医に電話インタビュー調査を行った[1]．教育者として賞を受賞するような医師たちの意見であるが，これを参考にしてもいいのかもね（表）．

優秀な指導医ってどんなの？

① いい指導医の決まった形なんてない
② 熱意が一番
③ 研修医にあったオーダーメイドの指導ができるようになろう

表 ● 優秀な救急指導医はどんなことに気をつけているのか?

① 研修医それぞれにあった指導を行う	研修医のことをよく知る．直接監視の時間を個人にあわせて変えるなど
② 指導医・研修医の相互のいい関係を保つ	問題解決を助ける．簡潔に重要項目を教える．研修医の話をよく聞く
③ 状況に合わせた指導法を行う	研修医の時間的制約を理解する．柔軟に対応する
④ 積極的に研修医をかかわらせる	自己洞察を尊重する．自己決定を尊重する．責任をもたせる
⑤ 積極的に指導する機会をもつ	教育機会を増やす．研修医を集める．頻度の高い疾患を教える
⑥ 研修医に何を期待しているのか，目的を明確にする	どのレベルの知識・技術を期待しているのか明確にする．意味のある研修医の目的を設定する
⑦ よき態度をみせる，敬意を払う	支持的教育法をとる．教育者自身の自己洞察をみせる．相互に敬意を払う
⑧ 追加的学習材料を提示できる	文献を渡す．症例提示する．電子媒体を渡す．ハンドアウトを渡す
⑨ 臨床以外に教育を提示できる	試験．宿題．視聴覚教材．実習
⑩ ロールモデルになる	お手本になる．一生勉強する．メンターとなる
⑪ 有効なフィードバックができる	症例を見直してフォローしてあげる．褒める．建設的アドバイスをする
⑫ 環境を整える	過酷すぎる労働環境にしない．身体的疲労に配慮する

読んでナットク! 必読のエビデンス＆レビュー

1) Bandiera, G. et al.：Creating effective learning in today's emergency departments：how accomplished teachers get it done. Ann. Emerg. Med., 45：253-261, 2005

① 指導・業務

卒後 8 年　外科医

7 問題研修医に困ったぁ！
ダメな研修医の対処法

研修医を毎年 10 人も受け入れれば，必ず 1 ～ 2 人問題児というか，ダメな研修医がいるものです．最初から能力があるわけもないので，最初のうちはできないのはしかたがないとしても，やる気のないのはどうしようもありません．飴も鞭も役に立たず，褒めると頭に乗り，叱るとすねてふてくされる．どこの科をローテーションしても「役立たずのやる気のない問題研修医」としてのレッテルを貼られてしまっています．初期研修の目標を達成したかどうかの評価なんてどころではありません．教えても，「メモしない，カルテを書かない，すぐにいなくなる」では教える方も忙しいのに嫌になってまったく面倒をみないようになってしまう有様です．これでは患者さんに将来悪影響が出そうで，何とか最低限のレベルまで底上げしたいのですが，何かいい手はありませんか？ それともいっそのことクビにすべきでしょうか？

Answer　確かに「やる気のない」研修医はとにかく大変だ．もういい大人だから放っておけばいいような気もするが，質問者の考えるように患者さんに不利益をきたすようではいけない．臨床研修必修化になって，臨床だけでも忙しいのに，研修医の面倒もみないといけなくなった上級医は，問題研修医の対応を押しつけられると，悲鳴を上げたくなってしまうね．アメリカでも内科研修医のうち 6.9 ％は問題のある研修医だという[1]．知識不足が 48 ％，判断が鈍いのが 44 ％，時間利用が悪いのが 44 ％という内訳だ．原因としてストレス過多 44 ％やうつ病 24 ％が最も同定されている．なかには学習障害や薬物依存なんてものもある．

問題のある研修医に関して Kahn らは 7 つのパターンを示している（表 1）[2][3]．

最初のパターン①は実はむしろ指導する側に問題があるというから，耳が痛い上級医もいたりして…．この場合は指導医をはずれるか，指導のしかたを学んでもらうしかない．指導医だって必ずしも研修医のお手本になるとは限らないので，指導責任者がしっかりしないとこの問題は根が深くなり，研修医の間での病院の評判を落としかねない．オォ，怖い！

表1 ● 問題研修医のパターン

① 研修医そのものが問題ではなく，実は指導者そのものが成人教育手法を知らない
② 研修医の人生経験が不足しており，共感的態度をとれない，患者さんといい人間関係を築けない
③ 研修医が知識不足・経験不足なのに，学ぶべきポイントがわかっていない
④ 研修医の飲み込みが遅い，スローペース型
⑤ 研修医は知識があるが，技術が追いついていない
⑥ 研修医の態度が危なっかしい．やけに自信満々，無茶苦茶，積極性にかける，疲れすぎなど
⑦ 研修医が精神疾患または薬物依存になっている

パターン②は患者さんの気持ちがわからない．ガリ勉タイプで社会の世渡りが下手なタイプに多い．医療はあくまでも患者さん中心にあるべきであり，自分の成績さえよければよかった学生時代とは話が違う．患者さんの解釈を知ろうとしないと変な人間関係ができてしまうという常識的な人間関係のイロハから教えないといけないわけなのだ．②のパターンでは，患者さんがこんな研修医に診てもらいたくないと文句を言ってくる場合が多い．Narrative Medicineを勉強し，患者解釈モデルの理解を促す．医者も一度体でも壊して患者さんになってみるといいんだけど，こればかりはそうも言ってられないかぁ….

パターン③は，勉強不足・経験不足なのに，ポイントがわからずに自分の実力以上のことをしないといけないと思っている．知識や技術に関して整理をして，学習目的を明確にして研修医に理解しやすくしてやる．スーパードクターでなくていいから，身近なゴール設定を設けることで，背伸びをしないようにする．

パターン④は自分でも「ノロマ」と感じているかもしれない．同期の研修医と比べ，飲み込みが遅いものの，着実に少しずつ進歩はしている．あまり多くの伸びを期待しないで，少しずつ承認していく必要がある．

パターン⑤は，上級医からみれば知識はあるものの，技術が伴わない，実働が伴わない．手技が下手，カルテ書きが遅いまたは不適切，病棟での動きが不

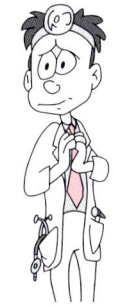

適切などとなる．医療は診断するだけではいけない．頭はいいのにねぇ，とため息をつかないで，技術に焦点を絞ってそばについて教えていく．やってみせ，説明し，メモを取らせ，その手技を自分で説明でき，そしていよいよやらせる，というステップを踏んでいく．

パターン②〜⑤は，実際の臨床で必要なskillであり，おのおのの弱点を補強するように指導していけばよく，指導医の腕の見せ所だ．**頻回のフィードバックやカウンセリング，試験が必要になる．**人は褒められる方が伸びるのは間違いない．一つ一つのステップを承認していく作業が必要になる．指摘するのも人間性を否定しないで，問題のあった行動そのものを改善するように指導する．

パターン⑥は，研修医自身の態度の問題．積極性にかけ，上級医に頼りっぱなしで自分から動こうとしない．反対に自分の実力もわきまえず，危険な判断の元に行動し，看護師に止められる．上級医や看護師に対して不満を募らせている場合が多い．もっとも対処が難しい研修医だ．

ここは研修医の言い分も批判的でない態度で聞く必要がある．そのうえで，研修でお互いの価値観の違いを確認する．そのうえで**到達可能なゴールを設定し，お互いが納得したうえで，目標に向かい研修を進めていく．**嫌なものは嫌でも構わないが，到達目標に向かって努力することを誓わせる．行動変容が目的であり，明確なゴール設定が必要で，紙面に残す必要がある．頻回のミーティングやカウンセリングを要する．問題点に早く気づかせ，多角的に検討し，怒りなどの感情に訴えるのを未然に防ぐようにする．**研修は自分だけのものではなく患者さんのためでもあることを確認させる．**

パターン⑦は，異様な言動，身なりから，同僚や看護師から危険な存在であることが気づかれる．早期の精神科による介入が必要になる．

パターン別に対処法を工夫する必要があるが，それを表2にまとめる．

問題の多い研修医は今後常に出現する問題であり，さまざまな工夫を行い，**問題を未然に防ぎ，客観的な評価を行い，管理を徹底するシステムをつくる．**上級医も一人で対処を抱え込まないことが大事である．指導する側もチームでアプローチできるようシステムを見直す必要があるが，人的

表2 ● ダメチン研修医の対処法

①頻回のフィードバック
②定期的に指導する機会を設ける
③見学，補習の特別指導
④心理学的評価・カウンセリング
⑤行動目標を明確にして，目標に向かって努力することを約束させる

資源がそんなに潤沢な教育病院なんてそうあるもんじゃないのが現実なんだけどね．出身大学の指導教官に相談するのもいい．指導医がどんなに頑張ってもダメな場合，医師としての資質に欠ける場合は，辞めさせるのも一法である．患者さんが死んでしまってからでは取り返しがつかないのが医師の仕事なのだから…．

ダメ研修医にも救いの手を…

① ダメな研修医もどのパターンかで対処可能
② 頻回のフィードバック，カウンセリングを設定し，研修医と合意のうえの，到達可能なゴールを設定する

読んでナットク！ 必読のエビデンス＆レビュー

1) Yao, D. C. & Wright, S. M.: National survey of internal medicine residency program directors regarding problem residents. JAMA, 84 : 1099-1104, 2000
 ⇒アメリカ内科研修医のダメチンお統計結果．

2) Kahn, N. B.: Dealing with the problem learner. Fam. Med., 33 : 655-657, 2001
 ⇒さまざまな問題研修医の対処法を簡潔に解説．

3) Paulman, P. M. et al.: Precepting medical students in the office. The Johns Hopkins University Press, 2000
 ⇒指導医必携のテキスト．

① 指導・業務

卒後18年　外科医

8 それは批判なの？ 非難なの？ 助言なの？
効果的な教育法

最近，指導医講習会などが各地で開催されており，なんとも研修医にものを一つ教えるのも，研修医の動機づけを損なわないような指導法が推奨されており，気を使いすぎている気がして少し辟易します．自分は殴られ蹴られながら，技術を盗んだものです．何も殴るのがいいわけではないですが，やる気がないのか，やる気があるのかわからないような研修医に教えても反応がいまひとつなく，途方に暮れることもあります．もっとわかりやすい教育のテクニックを教えてください．

Answer　質問者の言うとおり，昔は逆境にめげないで頑張った人が生き残る徒弟制度があった．いまや，教育の名の下に甘い研修指導がうたわれているように感じるのもよくわかる．でもよく考えてみれば，人間は老若男女すべて褒められたときの方が，伸びるものだよね．ホラ，「豚もおだてりゃ木に登る」ぐらいだから，研修医だってその気にさせれば，とっても勉強する医者になる可能性を秘めているものだ．フィードバックのしかた一つで研修医のやる気を何倍にもすることができ，落ち込みも軽減できるってもので，これこそ指導医の腕の見せ所だって言うことなんだ．別におべんちゃらなんて言う必要はないので，卑屈になることはない．

① 各科研修開始時に，内容，項目，到達目標を明確にする

残念ながら1年目の研修医なんて，自分が何を知らないのかさえも知らないのが本当のところ．したがって，まずは到達目標を明確にしておかないと，何を質問していいのかさえもわからない手探り状態で研修をはじめることになる．教える側もいきなりベテランと同じ知識や技術を要求するつもりもなく，基本的なことをまず押さえてほしいだけだが，何が基本かわからない人には**オリエンテーションの最初に目標を明確に示しておくことが効果的な教育の第一歩**なんだ．技術，知識，講義，試験法，参考文献など細かく指定しておく方がいい．そのうえで誰にアドバイスをもらえばいいかを明確にしておくといい．

② 研修医の能力に合わせ，症例を選んで，臨床にあたらせる

　やはり初心者マークには初心者マーク用の症例をあてないといけない．**安全，安心を確保することは，研修医のみならず，患者さんにとっても安全である**．いきなり難しい症例をあてないで，余裕をもってディスカッションできる症例から割り当てて，経験を積ませるようにする．経験を積んだ研修医にはそれなりのチャレンジングな症例をあてる必要がある．口を開けて待っている研修医には講義中心の指導を，自分から情報を取りにいく能動的な研修医は，ヒントを与えて自分から調べるように仕向けた方がよい．研修医の能力に合わせて指導のしかたも変える必要がある．

③ 研修医ももう大人と認識して指導する

　研修医も大人であることを再認識して指導する．小学生に教えるような頭ごなしの指導法では嫌がられるだけでなく，満足度も上がらない．**なるべく自分の言葉で答えを出せるように誘導する**のがコツ．安易に答えを与えるのではなく，ヒントを与えて自分の言葉で答えさせるようにする．**人格を否定するような指導はしてはいけない**．あくまでも注意するときは，研修医の行為に焦点をあてるべき．行動は変えられるが，人格は変えられない．「実るほど頭をたれる稲穂かな」…指導医の態度が，その研修医の将来医師のあるべき態度に反映されることになる．指導医の影響力は大きいのだ．また，今の研修医が一生あなたの子分であるはずもない．研修医であっても敬意を払い，発表のときにもあまりに多く進行をさえぎるようなことをしてはならない．

④ フィードバックはタイミングと具体性が命

　フィードバックはタイミングよく行う．特に危険な行為の場合は，早めに修正しておく必要がある．ただし，よい人間関係ができていないと，研修医は指導医の話を聞いてはくれない．普段より，研修医のいい面を探すようにして，いい面を見つけたらすぐに褒めるようにしておけば，自分を認めてくれる指導医の話は，嫌な話であっても研修医は聞くようになる．あくまでも単に注意するのではなく，建設的にどこをどうするともっとよくなるかを具体的に指導するようにする．サンドイッチ法として，「褒める ⇒ 注意 ⇒ 建設的な意見・改善点」という方法が有効なことが多い．た

だし研修医のキャラクターによっては指導点がぼやけてしまうことがあるので，褒めすぎは要注意．使い分けが必要だね．

　フィードバックは一度に多すぎないようにする．しっかりと注意しないといけない場面に遭遇した場合は，なるべく個別に話をする．大勢の人の前で非難するのは，なるべく避けるようにする．研修医といえど人前で大恥をかかされるのは避けてあげるべきだ．**褒めるときは人前で，叱るときは個別に！**

⑤ **指導するときは，感情的にならない**

　どんなに疲れていようが，どんなに研修医の態度に問題があろうが，瞬間湯沸かし器のように叱ってはいけない．指導医だって「臨床に忙しいうえに指導してやってるんだ」という思いがあるのは理解できるが，それ以上に研修医も研修や生活に疲れているときもある．怒りが頂点に達しているときには研修医の話を聞く余裕もない．怒りが頂点に達しそうなときには，しばし5分ほどその場を離れて指導する内容を整理するといい．自分の周囲2mの空気がゆっくり沈殿してくるようなイメージをもって怒りの感情をコントロールするような深呼吸をしてまず落ち着きを取り戻す．どうしても合わない研修医は周囲の指導医に相談して担当をはずれるのも一つの手だ．

　どんな指導法であれ，熱意がなければならない．単にローテーションするだけだろうと，遠くで眺めているのでは，当たり障りのない上級医というだけに成り下がってしまう．頑張れ，指導医！

効果的なフィードバックとは…

① フィードバックはタイミングよく
② フィードバックは Specific に，行為を改善するように指導する
③ 褒めるときは人前で，叱るときは個別に
④ 教育手法はどうであれ，熱意が一番大事！

①指導・業務

卒後9年　循環器内科医

9 エビデンスに飛びつく研修医，論文の鵜呑みに物申す
論文を臨床に適応するときの約束事

全科

最近，循環器内科に来た研修医は勉強熱心で文献もよく読むのですが，「××という疾患には○○という薬剤が有効」という論文を読むや処方の嵐で，最近は「重症心不全にはスピロノラクトンの有効性が認められている」という論文を見つけ，「もっと処方しなければ!!」と，心不全とみるとスピロノラクトンをせっせと処方したがってしまいます．彼の勉強熱心さは評価に値するのですが，「エビデンスのある処方をすればよい」という短絡的な考え方は，改めなければと考えています．よい指導法はありますか？

Answer　確かに勉強熱心な研修医ですねぇ．うちの病院にも熱心な研修医がほしいなぁ…．私事は差し置いてと，その研修医の読んだ論文は，「スピロノラクトンの投与によって，重症心不全（NYHA Ⅲ・Ⅳや ejection fraction ≦ 35％）の死亡率が有意に低下した」という論文[1]かな．この論文は確かに心不全治療に与えた衝撃は大きく，今まで「ACE 阻害薬とカリウム保持性利尿薬の併用は高カリウム血症のリスクが高くなるので禁忌」と記載されている教科書があるほどだったのに，一転してこのコンビを心不全治療の主役に押し上げてしまった．しかし，この論文が出版されて以降，スピロノラクトンの処方量が5倍に急増し，それに伴って ACE 阻害薬を内服していた心不全患者の高カリウム血症での入院が3年間で，な，なんと約3倍（論文出版時には患者さん 1,000 人あたり 4.0 人であったのが 2001 年末には 11.0 人）に増加し，高カリウム血症による入院死亡率も増加してしまったという報告もあるんだ[2]．

この2つの論文が物語るような，「××には○○が有効!!」という文句に踊らされて薬剤を処方してしまうことは，若い研修医（特に EBM を日常診療に活用しようとする勉強熱心な研修医）が陥りやすいピットフォールで，上級医は EBM を日常診療に実践するときは PECO の呪文を忘れないように指導するといいね（p.37 の囲み参照）．特に，「××には○○が有

効!!」という宣伝が氾濫している昨今は，「**この薬剤を処方すると，起こりうる欠点は何か？**」を考える習慣をつけることは大切だ（「毒にも薬にもなる」という昔の格言は本当に含蓄が深い）．患者さんの治療は常に責任が生じていることを医者としてしっかり認識しないといけない．患者さんは命を医者に預けているという気持ちをもっているのに，医者が「冒険で」新しい治療をするなんて許せないことなんだ．オリジナル文献（original article）のようなものを参考にして新しい治療を開始するのは言語道断，ギロチン獄門の刑に処すってなもんだ．あくまで追試がしっかりなされ，学会でガイドラインになるようになってはじめて新しい治療をするぐらいの慎重さがほしい．世の中の進歩は日進月歩．検査もいろいろ非侵襲的なすばらしい検査法が考えられ，それに関しては飛びついても悪くはない（侵襲的な検査は飛びついてはダメ）．しかしこと治療薬に関しては，新しいものはむしろ副作用がわかっていないだけであることが多い．古い薬は副作用がよくわかっているからこそ安心して使えるのだ．心に刻んでおくことは，「非侵襲的な検査は飛びついてもよいが，薬は古き良きものを使うべし」である．**研修医のドジは上級医の責任である．研修医が冒険をしないように，上手に手綱を引くのも上級医の責任だ．手綱は時には緩め，時には締める，手綱を放してしまう放し飼いは禁忌だ．**

　研修医が「エビデンスがある薬を処方すればそれでOK」と短絡的な思考に陥らないように，上級医は研修医が処方している薬剤の副作用を常に指摘しよう．今回のスピロノラクトンのほかにも，研修医が見落としやすい薬の副作用って以外に多いんだ（虚血性心疾患でのアスピリン⇒消化管出血は？，腰痛でNSAIDs・COX-2阻害薬⇒心不全は？　などなど）．えっ？そんなやさしい指導では研修医が言うことを聞いてくれないって？そんなときは，「宣伝文句を鵜呑みにして安易に薬剤を処方しているようでは，ココアが体によいとテレビで見てココアばかり飲んで糖尿病のコントロールが悪くなった患者さんのことを怒れないぞ!!」とガツンと一喝してやりますか…．

その処方待った！ PECO でエビデンス再チェック

① 論文の結果を日常診療に実践するときは PECO を忘れるな!!
　　P（Patient）　　：自分の担当患者さんに
　　E（Exposure）　 ：○○という介入（この場合は薬剤の投与）
　　　　　　　　　　　をすると
　　C（Comparison）：しない場合に比べて
　　O（Outcome）　　：どのような利点（欠点）が
　　　　　　　　　　　どれ程あるか

② 薬剤を処方するときはデメリットも考えよう!!
「毒にも薬にもなる」という言葉を思い出せ

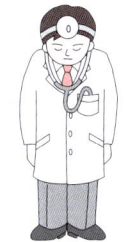

読んでナットク！ 必読のエビデンス＆レビュー

1) Pitt, B. et al.：The effect of spironolactone on morbidity and mortality in patients with severe heart failure. N. Engl. J. Med., 341：709-719, 1999
2) Juurlink, D. N. et al.：Rates of hyperkalemia after publication of the Randomized Aldactone Evaluation Study. N. Engl. J. Med., 351：543-551, 2004

① 指導・業務　　　　　　　　　　　　卒後8年　外科医

10　面白い講義の秘訣は？
ACTIVE education

病院の医局でカンファランスを定期的にしてはいるんですが，同じ内容を話してもある人はまったく面白くなく，ある人はとても興味深くなります．せっかく講義の準備をしても，研修医に寝られた日には，結構落ち込んでしまいます．自分が学生の頃は，面白くない講義では平気で寝ていましたが，講義する側に回ってみると，その辺りを割り切ってしまってそのまま講義をすればいいのでしょうが，どうにもプライドが許しません．覚え方の語呂合わせなどを言うと，いわゆる「偉い」先生方は，アカデミックでなくなるとうるさいのですが，そんなものなのでしょうか？　林先生の考案された外傷のTAF3X（超致死的胸部外傷の覚え方）やMAP（外傷の出血源検索部位の覚え方）などはそれなりに面白くて覚えやすいと思うのですが…．研修医を眠らせない講義の秘訣を何か教えてください．

Answer　「それなりに」…面白いとお褒めいただきありがとうございます．個人的には結構「ヒットかな？」と思ってましたが…ガクッ．小児の体重の予測の「Weight ⇒ W（ダブル）＋ eight（8）」つまり，年齢×2＋8（kg）という覚え方もなかなかいいと思ってるので，また使ってみて（Q47参照）．

　確かに，アカデミックな視点からいうと覚え方や語呂合わせなどは，邪道なんだろうね．でもわれわれは実地医家，臨床家であるからして，そんなsnobbishなことよりも目の前の患者さんにいかに適切に医療が適応できるかということの方が大事であり，覚え方だけでなく，Palmや視聴覚教材などさまざまな手段で多くの情報をうまく引き出す能力が要求される時代になったと言えよう．10年かけて覚えるぐらいなら，カンニングペーパーを持ち歩いて診療した方がより確実に違いないのだから．10年かけてやっと覚えるまでに，何人の患者さんに迷惑をかけることになるかを考えれば答えは一目瞭然だ．唐突に，「ルート2って何？」と聞いたら，ほぼ多くの人が「ひとよひとよにひとみごろ」と答えるはず．記憶の保持という意味でも，語呂合わせや覚え方は十分な戦略であることを，これからの指導医は理解して，若い医者を早く一人前の医者に育て上げる義務があるん

じゃない？

　人それぞれキャラクターが異なるのだから，面白い講義をするからといって，別に無理して一発芸を引っさげて講義をする必要はない．自分にあった方法で行えばいい．ただし，情報を伝えたい，これを伝えたいという熱意はもって，要点を絞って講義に挑む必要がある．ここで「ACTIVE education」という Tips を紹介しよう（表）．

　単調に講義を話すのではなく，参加者に実際に参加してもらうことで，参加者の満足度はまったく異なってくる．どんどん質問をするといい．自分の話にうなずいてくれる研修医の目を見て話せば，こちらも乗ってくるというもの．一番熱心な研修医に教えるつもりで話すとうまく調子が乗ってくる．

　できれば単に疾病の説明をするのではなく，リアルな症例を提示し，参加者に質問させながら，病歴や身体所見で何を知りたいかを発言させるといい．こちらから「病歴はこうで，身体所見はこうでした，検査結果は…でした」などと，一方通行の講義ではつまらない．話の途中でも，質問があればどんどんさせる．討論は welcome だ．どんな質問もアホな質問はない．「No question is damn question !」と，北米人は必ずとってつけたように言うが，それをまねするといい．日本人はどうしても控えめになり，講義の後にぞろぞろ質問してくることが多いが，講義の最中にみんなと疑問を分かち合うことこそが大事なんだと講義の最初に強調するといい．質問した人にはアメ玉でもあげるぐらいの勢いで，それなりにリラックスした質問しやすい環境をつくろう．

表●ACTIVE education

Ask question	質問をする
Case history	症例
Talking and Discussion	討論：話す機会を
Intonation	強調
Visual	視覚
Entertainment	面白くなければならない！
ACTIVEly work!	日頃から積極的に臨床をこなす！

ACTIVE education

人間の記憶力には限りがあり，講義の強調項目が 10 もあったら，それは記憶に残らない．強調項目は 3 〜 4 ぐらいにして，それをしっかり強調することは強調しすぎて悪いことはない．そしてできれば視覚に訴える教材を用意する．動きを伴うもの，例えば痙攣などは，ハイカラな写真を見せるよりも，演者が目の前で実演するのはもっと効果的である．ここは羞恥心を捨てよう．講義は面白くなければ誰も聞いてくれない．少なくとも自分が面白いと思えるものを準備することが大事だ．まずはギャグの一つでも時間をかけて搾り出してから講義に臨むことをおすすめする．もちろん too much は too much で，お笑い寄席にする必要はない．もしひねりだすギャグが思いつかなかったら，百円ショップのちょんまげのかつらでもかぶって講義すればいい．異様な出で立ちと講義内容が関連づけられて，きっと講義内容は記憶に留まるだろう．でも次の日から「あのセンセイ，ちょっとキャラ変わったんじゃない？」とうわさが流れるかもしれない．責任は…もちろん私は知ったこっちゃない，ゴメン．

　症例呈示においてはやはり本物をたくさん経験した医師の声に勝るものはない．**本物を見ている者の声の重さ，迫力は，何ものにも変えがたい**．臨床の講義をするなら，たくさんの患者さんを見たうえで講義をするのが一番だ．経験のないお作法の講義よりも，本物の医療現場からの声の方がはるかに重い．研修医に講義を聞いてもらうためには，研修医と一緒に医療の最前線に立って ACTIVE に働くところを見せつけると，研修医がもっとあなたの講義を聞きたいという動機づけができるに違いない．単に教育学の手法に走らず，臨床をおろそかにしないことは，とても大事だ．頑張れ，中間管理職！

魅力的講義の秘訣とは

① 講義は面白くなければ伝わらない
② 語呂合わせ，覚え方，大いに結構
③「ACTIVE education」をマスターせよ
④ 本物の声に勝るものはない．臨床をおろそかにするな！

①指導・業務

卒後15年 外科医

11 お金の話は学問的ではないけれど
医療コストの請求方法は研修目標ではないのか

全科

　事務職員から研修医指導係の私に，「研修医の先生は処置のコスト伝票を書いてくれない．きちんとコストを請求するよう指導してほしい」とくり返し伝えられます．保険診療のルールについては就職時のオリエンテーションで聞いているはずですし，それとは別にカンファレンスも開いたのですが，どうしても「お金の問題」は臨床研修中に学ぶ事項として低い位置にあると捉えられています．もちろん彼らが第一に学ぶべきことは，医師としての態度・プロフェッショナリズムであって，ソロバン勘定ではないことは重々承知していますが，彼らにコスト請求の重要性を受け入れさせ，漏れがないようにできるよい方法はないものでしょうか？

Answer　我が国でもDIY（Do It Yourself, 日曜大工）じゃなく，DICでもなく，…DPC（Diagnosis Procedure Combination, 診断群分類による包括評価）が導入され入院期間中のコスト請求は包括化されつつあるが，外来診療，特に救急診療は出来高請求だ．病院によっては，医師が一切かかわらなくとも看護師さんが一生懸命コスト請求している施設もあるようだが，研修医がコスト請求しなければならない施設も少なくないだろう．簡単なチェックだけでコスト請求が済ませられる伝票を工夫している病院も多いだろう．しかし救急外来など多科にわたる診療を行う場合には，こうした伝票では漏れてしまうことが多々あるんだよねぇ，これが…．研修医といえども2年目になれば自らの責任で診療を完結することができるので，コスト請求をする意識づけは絶対に必要だ．正当な医療行為に対する正当な対価を受け取る必要がある．お金は自然発生するわけではないんだから…．

　確かに，自分が研修医になったころを振り返ると，コスト請求を意識したことはほとんどなく，反省しきり…．症例カンファレンスで取り上げられることは当然なかったし，せいぜい医局の会議で「コストをきちんと請求しましょう」の一言だった．今も昔も，「お金の問題はアカデミズムの対極にある問題」という風潮がある．

　この問題は，研修医ばかりでなく，多くの非管理職の勤務医にも当ては

まる問題だよね．ほとんどの人間は自分の身に降りかかる問題でなければなかなか熱心にならないから，開業したり，勤務医でも管理的な立場になってから，「売り上げ」が気になるもんだ．コスト請求が漏れても自分の生活に響かないからこそ，「そんなことは患者さんにとって大切な問題ではない」なんて言っていられるんだよね．

でも，病院の収益の大部分は医師が行う診療によるものだから，正当なコスト請求をしなければ，自分ばかりでなく，一緒に働いてくれる事務職員，看護師さん，技師さん，薬剤師さんも，タダ働きになってしまう．請求漏れは医師の給料から差し引くとでもなればもっとまじめに考えるのかしらん？

直腸診をしてもコスト請求をしなければ，そこで使った手袋やキシロカインゼリーや便潜血の定性キットは，全職員の給料を削っているのと同じことになるんだ．せいぜいゼリーしか消費しないような超音波検査も，そこで使われている何百～何千万円もする機械は病院の予算で購入されたものだ．コスト請求がなければ何らかの形で全職員の給料に響く結果になる．**研修医のみならず医師には，自分一人で診療しているわけではないことを理解してもらいたいね．**

また，**正当なコスト請求をしなければ，そこで行われた行為は診療とはみなされない．診療行為を行ったのであれば，正しく記録し，正しくコスト請求を行い，責任をもつ．**これが保険診療であって業務を実践できなければ職務怠慢にあたる．それともあなたのその直腸診は趣味だったんですか？…なんて！

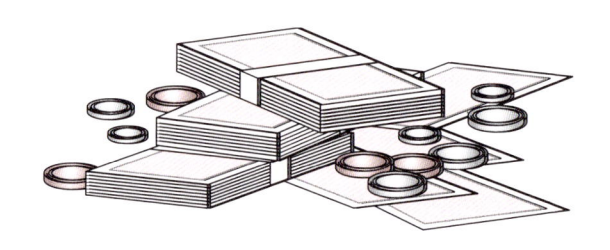

それでも徹底されない場合はどうしよう？

できない研修医は1年目医師と同じように単独診療をさせないというのが本筋だろうが，コスト請求のモティベーションをあげるため，病院の協力を得られれば，こんな方法も考えられる．研修終了後に，それぞれの研修医が診療した診療録（カルテ）をランダムに5症例ずつ抽出し，コスト請求（と保険病名記載）が正しく行われていれば「ご褒美を贈呈する」という方法？だ．コスト請求の大切さを意識させるため，できていない場合にボーナスを削るよりもいいかなぁ？ 誰がご褒美を用意するかって？ それは身を削って献身的に指導する指導医でしょ！？ やっぱり教育はお金にならないんだよねぇ．

お金儲けの方法を指導するわけでは決してなく，正当な医療行為を患者さんにしたという証である，責任をもつという意味であることを再認識してもらおう！

コスト漏れをまじめに考えよう

① 医療にとってお金の問題は大切な問題
② 診療を行えば，正しくコスト請求し責任をもつのが，保険診療のルール
③ 一緒に働いてくれている職員のことも考えよう

① 指導・業務

卒後8年　呼吸器内科医

12 診療録の記載漏れが多い
仕事が遅い研修医への対応

　私たちの病院の2年目研修医は救急外来で自らの責任の範囲で単独診療を行っておりますが，そのなかに，しょっちゅう診療録記載が抜ける者がおります．患者さんには丁寧に対応し，よく考えて仕事をしているのですが，次々と抱える仕事に向かうことで診療録記載が後回しとなっているようです．

　忙しいときは丁寧な記録でなくともよいので，最低限何をしたか，患者さんにはどう説明したかを簡単に書くようくり返し指導するのですが改善しません．彼が夜中まで仕事をして，医局の机でへたり込んだように寝ているのをみると，「起きろ！　診療録書け！」とはなかなか言えません．何かよい方法はないものでしょうか？

Answer　ベテランの医者の診療録もPoorだぞ！　研修医だから診療録をきちんと書け，というのはおかしいんじゃないか！という意見もありそうだが….

　でも看護師さんの記録をみなければ患者さんの容態がわからないなんて言われたら，やっぱり情けないよね．

　診療録は誰のもの？　もちろん病院のものではない！　**診療録は患者さんのもの**なんだ．だから診療録は患者さんのために書くものだ．決して医者が自分のメモのために書くものではない．現在の診療内容を保証するために残す証拠だ．また，次に患者さんが病院にやってきたとき，次に患者さんの容態が悪くなったときのために，比較検討できなければ意味がない．最低限の情報が残っていなければ，その患者さんの次の診療に対して不利益を生じる可能性がある．

　診療録記載は診療の証だから，医療裁判になった場合，記録がなければ診療していないと言われてもしかたがない．鼻くそをほじって空想にふけっていただけと言われてもしかたがない!?　まして今や診療録開示の時代．患者さんは原則としていつでも自分の診療録をみることができる．当たり前田のクラッカー，それは患者さんのものだもん．**まともな記録がなければ信頼を失うのは必至**だ．嫌なシチュエーションだが，患者さんがもし理不尽ないいがかりをつけてきても，記録が残っていれば怖いものはな

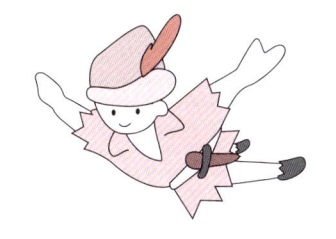

い．診療録は公文書なのだ．

　あなたが対応に困っているその研修医は，患者さんに対し丁寧に接しているようですから，単に手を抜いているというより，良く言って要領が悪い，悪く言えばグズっていうことだろう．診療録記録の必要性を頭では理解しているにもかかわらず，記録を丁寧に書かなければいけないという強迫観念と，次の患者さんの問題への対応を断りきれないあまり，記録がおろそかになっているんだろうね．

　仕事を後回しにしてしまうタイプの典型だね．僕もあまり他人のことが言えないなぁ…トホホ．

　あなたが指導医として対応できる方法は，次のいずれかになるでしょう．

① 嫌われても憎まれても叩き起こしても，診療録を書け！ としつこく指導する
② 同時に複数の業務を行わなくて済むように，その研修医の仕事量をセーブする
③ いわゆる優秀な研修医が書くような丁寧な記録ではなく，数行程度で済ませるような簡潔で最小限の記録を行うように指導する
④ 所詮は本人の問題，痛い思いをするまで無理だろう，と放っておく

　指導医としては①が最もやるべき業務かもしれないし，相手のことを一番思いやった方法のようにも思えるが，その研修医の性格と指導医としてのあなたのタイプ，そして二人の間の関係によっては，「うつ」を発症する恐れもある．割り切って④の方針をとる指導医もいるかもしれないが，それは業務放棄だ．必要十分に③を行うことができれば最もよいだろうが，これはベテランでも，そう簡単な作業ではない．③を指導しつつ②も考慮

表 ● 診療録に記載する際のワンポイントアドバイス

Opinion	思考過程を含めた診断 「○○だから今はこの診断と考える」 「△△だから今はこの診断は否定的だ」
Option	治療方針の選択肢を提示したことを記載する ※もし患者さんが治療方針に従わない場合，必ず記載
Advice	リスク，治療予想期間 「○日ぐらいでよくならなければ，どこどこへ来院を」
Agreed Plan	患者さんはこの治療に同意されたこと
Follow-up	具体的フォローアップ 具体的な再診の基準を記載． ×「いつでも来ていい」はダメ

することが必要，というところに落ち着くかな．研修医の落ち度はすべて指導医にあると心得て，研修医の落ち度は自分が尻拭いするという心構えが必要だ．どんなに研修医ができなくても，病院が患者さんへの責任を保証するために指導医をつけているのだから，理不尽とはわかっていても研修医の尻拭いをまめにしていくのが，指導医の悲しい定めなのだとあきらめよう．簡単に書けばいいよと言われても，研修医はどこをどう簡単に書けばいいのかがわかっていない．少なくとも表のような内容を，症例に合わせて具体的に教えて，指導医の目の前でメモを取らせ，それを診療録に記載するように指導しよう．特に医師の思考過程と具体的なフォローアップは重要だ．

　その研修医の先生のよいところを伸ばしつつ，診療の責任感を養っていく，まさに指導医の役割たるところですね．指導医はつらいよ！ ネェ！

診療録が書けてこそ一人前！ しっかり指導すべし！

① 仕事が抜ける研修医には，仕事量のセーブも必要
② 一つ一つの作業の必要性を理解させるほか，適切な簡略化を指導することも必要

① 指導・業務

卒後10年　内科医

13　外来患者前で研修医の指導？
患者さんの前での指導も効果的

救急や外来診療で研修医指導を行う場合，研修医の診療がある程度終了してから指導医のところに症例提示に来るスタイルをとっていますが，この方法だとリアルタイムな指導ができません．しかし，リアルタイムな指導をしようと思うと，患者さんの目の前で症例提示や指導を行うことになり，患者さんが不安になるのではないかと心配です．救急や外来の場で指導を行う場合はどんなスタイルがよいのでしょうか？

内科

Answer　ある程度研修医が外来や救急での診療に慣れてきたら，研修医の診療が一段落した時点で症例提示を受けるスタイルで問題ないだろう．しかし，研修をはじめたばかりの頃って頭はパニック状態で，どんな鑑別診断を考えて，医療面接で何を聴取し，どんな身体診察を行って，どんな検査を考慮するかなんてまったく考えることができず，「一刻も早くこの場を乗り切って，とりあえず採血検査でもオーダーして，その間に早く指導医のところに行って何をするか聞こう（またはマニュアルを調べよう）」と必死になっているんじゃないだろうか（自分の研修をはじめたばかりの頃を思い出すとよくわかるよね…）．研修医がまだ慣れていない時期には，やはりリアルタイムな指導が望ましい．「患者さんの前であれこれ指導したら，患者さんが不安になるんじゃないか？」という心配も確かにあるが，Andersonらは診察室で患者さんの前で症例提示・議論を行う指導スタイルと研修医の診療後にカンファレンスルームで症例提示・議論を行う指導スタイルを比較し，両群間に患者さんの診療に対する満足度には差がなく，**診察室で指導を行った群の方が自分のことを目の前で診察医がほかの医師と議論しているのを聞くことに対して好印象をもつと報告している**[1]．患者さんの目の前で医者同士が議論するのは，我々が心配するほどには患者さんは嫌がっていないんだよね．

「それなら，明日から患者さんの前でもガンガン教えて突っ込みを入れてやろう！」と考えたあなた，それはちょっと待ったぁ！ 患者さんは議論

(discussion）に理解を示しているのであって，一方的に研修医を叱責するような指導はやはり患者さんに不安を与えるだけだし，研修医の面目も丸つぶれになってしまう（研修医に面目なんてないんだ！　と思ったあなた，本当に要注意．トイレに悪口を書かれていないかどうか確かめてごらん？）．先の Anderson らの研究でも，研修医の1割は診察室での discussion に対して「不快であった」「自主性を阻害された」と否定的な印象をもっているし，研修医の大多数は患者さんの前よりはカンファレンスルームでの症例提示を好むという報告もある[2]．患者さんの前でも，研修医が物怖じせずに症例提示をして，患者さんを不安にしないようなリアルタイムな指導を実現するには，あくまでも constructive（建設的な前向きな）な姿勢が大切なんだ．そうそう，会議でもぶーたれて，ネガティブなことばっかり言う奴より，代替案を出して建設的な意見を言う方が好かれるもんね．

患者さんの目の前での指導もオッケー！

① 目の前での医者同士の discussion に多くの患者さんは理解を示す
② 研修初期には，患者さんの目の前での指導も効果的
③ 患者さんの前での指導は constructive に（一方的に叱責するな!!）

読んでナットク！　必読のエビデンス＆レビュー

1) Anderson, R. J. et al.：Outpatient case presentation in the conference room versus examination room : results from two randomized controlled trials. Am. J. Med., 113 : 657-662, 2002
2) Wang-Cheng, R. M. et al.：Bedside case presentations: why patients like but learners don't. J. Gen. Intern. Med., 4 : 284-287, 1989

① 指導・業務

卒後 4 年　内科医

14　おじさん・おばさん研修医って扱いにくい？

年配の研修医の教育法

　私自身偉そうにいえる立場ではありませんが，研修医を教育する立場にいます．ところが，近年一度普通の大学を卒業してから医学部を卒業してきた，または一度社会人を経験した後で医学部に入り医者になった研修医も増えてきました．このような自分より年上の研修医を教えるのは，普通に接してもなかなか相手にされているような感じがせず，積極性にも欠ける人も多い気がしてなかなかなじんでいないように思えます．同僚の研修医には知ったかぶりをしているようですし，こちらの話もろくに聞いていないような感じがするときがあります．年長の研修医を教育する際のポイントは何かありますでしょうか？

Answer　一度社会人になってから医者になる人も多い．青春を謳歌して，人生の辛酸をなめたこともないフレッシュな研修医とはまったく違って，人生の酸いも甘いもそれなりになめた年配研修医は**研修に対する必死さ**（妻子持ち，早く収入を得たい，早く財政的に安定したいなど），**身構え方**（それなりに人生経験があり，大人として扱ってもらいたい，あまりどろくさいつらい目には遭いたくない？）も違ってくるのは当たり前．卒業したての研修医と比べ，成熟した大人であり，独立し，自己顕示欲（自分はこれができるとみせたい）が高く，責任感がある．研修医といえど人生の先輩であるには間違いなく，それまでの経験にはリスペクトしないといけない．むしろ仕事場では非常に強い援軍になるものだ．また目的意識がはっきりしている分，自分が専門としたい科に対する勉強姿勢は，それは真摯なものがある．社会人 1 年生の若葉マーク研修医にとって，「アホ，馬鹿，まぬけ」と言われても，年功序列の習慣が未だにはびこっている日本ではそんな罵倒も受け入れやすく（？），スポンジのような脳で知識を吸収していく．一方，年配の研修医は，いまさら自分より年下からの命令は生理的に受け入れがたいものがあるだけでなく，自分で納得のいく命令でないと無条件で動くことはない．

成人教育が叫ばれる昨今，まさしく**年配の研修医こそ成人教育手法をとる必要がある**．むしろそれまでの個人の経験や異なる知識を最大限に生かしつつ，それにプラスされる形で研修が行われることこそ，有意義な研修になるだけでなく，スムーズな研修医 − 指導医関係が築けるのだ．

年配研修医は目的意識がより明確であり，個人の意見を述べる機会を多くつくる．**議論しながら理解を深めるようにすべきである**．年はくっていても医学の世界ではまだ若葉マークであるのも間違いなく，年寄りのくせにこんなこともできないのかと期待が大きすぎてはいけない．**指導医もスーパーマンであろうと背伸びしすぎると，足元を救われる**．知ったかぶりはどうせ化けの皮がはがれるもの．指導医だってわからないことがあってもいいのだ．指導医もわからないことは素直に表明して，むしろ研修医に調べさせる方が，年配者としてのプライドがくすぐられる．人生経験豊富な年配研修医は，今の医療教育には満足していないものの，中堅どころの指導医にはそこそこ満足しているという[1]．**年配研修医のニーズを明確にし，より柔軟な指導を行うのが成功の秘訣だ**[2]．そのうえで**医療はチームで行うことも事あるごとに強調しておこう**．対応の Tips を表にした．

年配研修医はどうせ 5 〜 6 年もすれば立派なお医者さんになって，指導医がコンサルトをお願いすることも出てくるわけだから，いばってもしょうがないんだよね．

表●年配研修医の指導における Tips

年配の研修医とは…	対処法
・やみくもに学ぶのではなく，学ぶ目的を心得ている	教育の際に目的をはっきりさせる
・責任感がある	ある程度の責任をもたせる．自己決定，思考過程を明らかにしてから指導する．頭ごなしに押さえ込んではいけない
・人生経験を積んでいる	今までの人生経験に上乗せするようにする
・必要に迫られて学習する	どうしてこの手技や知識が必要なのかを明確にする
・個人の生活をもっている	個人の生活にも重きをおきつつ，研修を継続する
・内的動機がより強い	自分の言葉で何を学びたいのか宣言させる

年配の研修医の指導には…

① 年配の研修医の事情を汲み取る（早く一人前になって収入を得たいなど）
② 年配の研修医の経験をリスペクトする
③ 議論する機会を多くする
④ 指導する者は背伸びしすぎない

読んでナットク！ 必読のエビデンス＆レビュー

1) Okereke, C. D. & Naim, M.：Mentoring senior house officers. Is there a role for middle grade doctors ? Emerg. Med. J., 18 ： 259-262, 2001
2) Newman, P. & PeileValuing, E.：Valuing learners' experience and supporting further growth ： educational models to help experienced adult learners in medicine BMJ, 325 ： 200-202, 2002

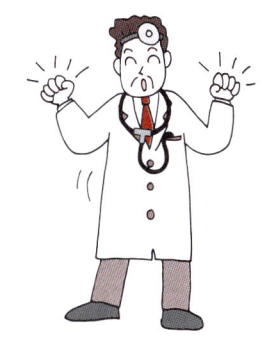

① 指導・業務　　　　　　　　　　　　　　　　卒後5年　内科医

15　救急外来での教育は時間がない！？
ベッドサイドティーチング

研修医に講義をいくらしても，実際に患者さんを診せるとトンチンカンなことを言うことが多く，やはり臨床経験が足りないからだろうとつくづく感じます．診断のついていない状況で患者さんを診せるのには救急外来がうってつけなんですが，内科の病棟で患者さんをあててディスカッションするのとは異なり，救急外来ではこちらも忙しいですし，ついつい研修医に指導というより指示をして終わってしまうことが多く反省しきりです．講義が多ければ満足するような研修医にベッドサイドティーチングの重要性を教えたいのですが，どう伝えればいいでしょうか？

Answer　確かに患者さんを目の前に生きた教材で指導する方が，講義で受動的に習うよりもはるかに臨床の勘所を鍛えることができる．目の前に患者さんがいて，顔があって，息使いが聞こえる，そんな環境で頭のなかを整理して疾患を疑いつつ診察して治療していくのが，ベッドサイドティーチングの醍醐味だ．かのヒポクラテスはベッドサイドティーチングの父と言われた．ウイリアム・オスラーも「学生を講義室から外来に連れ出して患者さんを診させるべし」と説いている．ところが，教える側も教えられる側も講義やシミュレーションさえすれば教育していると満足してしまう傾向があり，ベッドサイドで生の患者さんを教材に教える機会が減ってきているのが現実だ．臨床の現場で即戦力になる日は遠のくばかりだ．

　内科でもベッドサイドティーチングは1960年代には75%であったのに対して，10年後には15%になってしまった[1]．ベッドサイドティーチングは臨床教育の25%以下になってしまった[2]．ベッドサイドティーチングが減った理由として，時間がない，リアルタイムに考える指導医側にプレッシャーが多い，何でも知っていないとというプレッシャーがある，患者さんに対する遠慮，わがままな研修医，教育は金にならず出世につながらないと思っている指導医などがあげられる．Roopらによると，**学生は臨床現場で教育する医師を優秀な医師とみなす**と報告している[3]．知識や技術のみならずプロフェッショナリズムも教えることができる[4]．ベッドサイ

ドティーチングこそ指導医の腕の見せ所なんだ！ ベッドサイドで習ったことの方が，講義を聞くよりも記憶に残る率は高い．ベッドサイドティーチングはその利点は多い（表）[5]．

病歴聴取や身体所見を取るのがうまくなりたかったらなるべく多くの患者さんを診るしかない．それも放し飼いではなく，きちんと指導医がついて教えてこそ効果がある．質問者もなかなか時間がつくれないようだが，本当に大事だと思う教育に時間を避けないのではまずく，患者さんの受診状況を考えてなるべく時間を割くように指導医みんなが努力するしかないようだ．

85％の患者さんは目の前で自分のことをディスカッションされるのは好ましいと感じている[6,7]．多くの患者さんはより自分のために時間を割いてくれて，そのうえ自分の病気に対してより理解を深め，秘守義務も守られていると感じている．ただし精神的な問題や内診がかかわることは，あまりオープンにディスカッションされることは患者さんが好まないことも多く，指導医は症例を選ぶ配慮が必要だ．ベッドサイドには患者さんも参加しているという意識が必要であり，研修医と診断について熱く議論することに終始してはいけないので注意が必要だ．また患者さんが嫌がったら素直に引き下がる配慮も必要．そんなことで患者さんを扱いにくい患者とレッテルを貼ってはいけない．

個人情報保護の観点からもう一つ．救急の現場では患者さんの重症度にあわせて診察順が決まるわけだから，逐一指導医が出ていきインフォームドコンセントをとるのは実際には不可能である．個人情報保護法も施行され，救急外来にはあらかじめ研修医が最初から診察すること，個人情報は保護することの旨の看板を出しておくとよい．

表●ベッドサイドティーチングの利点

病歴聴取や身体所見の実際の取り方をみせることができる
臨床の思考過程をみせることができる
プロフェッショナリズム（医師としての態度，コミュニケーション法）をみせることができる
患者ー医師関係の向上
患者教育の方法を改善できる
直接の監視下で研修医の診療をみて評価できる

内科

ベッドサイドティーチングこそ，指導医の腕の見せ所

① 研修医を優秀な臨床家に育てたかったらベッドサイドティーチングの機会を増やすべし
② 85％の患者さんはベッドサイドティーチングに対して好意的
③ 指導医は常に患者さんの秘守義務に注意を払うこと

読んでナットク！ 必読のエビデンス＆レビュー

1) Collins, G. F. et al.: The role of the attending physician in clinical training. J. Med. Educ., 53：429-431, 1978
2) Shankel, S. W. & Mazzaferri, E. L.: Teaching the resident in internal medicine：present practices and suggestions for the future. JAMA, 256：725-729, 1986
3) Roop, S. A. & Pangaro, L.: Effect of clinical teaching on student performance during a medicine clerkship. Am. J. Med., 110：205-209, 2001
4) Hatem, C. J.: Teaching approaches that reflect and promote professionalism. Acad. Med., 78：709-713, 2003
5) Celenza, A. et al.: Qualitative evaluation of a formal bedside clinical teaching programme in an emergency department. Emerg. Med. J., 23：769-773, 2006
6) Wang-Cheng, R. M. et al.: Bedside case presentations: why patients like them but learners don't. J. Gen. Intern. Med., 4：284-287, 1989
7) O'Flynn, N. et al.: Consent and confidentiality in teaching in general practice：survey of patients' views on presence of students. BMJ, 315：1142, 1997

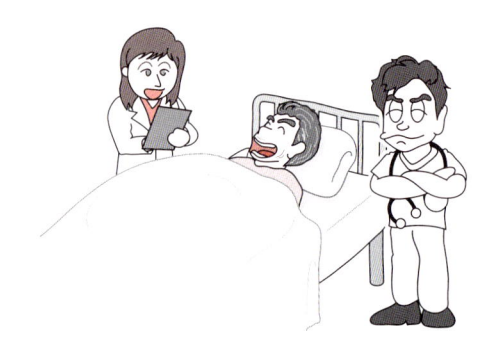

①指導・業務

卒後10年　呼吸器内科医

16 肺炎をなめてはいけない
入院疾患だけしか考えていないと病気を見落とす

　冬は肺炎による入院患者が多くなって，呼吸器内科病棟は大忙しです．私の病院では，肺炎の入院は研修医が担当となることが多いのですが，4月に病棟に来た頃の彼らは初々しく，まじめに全身の丁寧な診察を行っていたのに，最近は慣れてきたせいもあって「肺炎の入院」と聞くと，抗生剤投与の指示とフォローアップの採血・胸部X線のオーダーを出すだけで，ロクに全身診察もしません．忙しい救急外来で主訴・症状に絞った診察になってしまうのはともかく，入院した患者さんには全身の系統的な診察・評価を一度は行うべきだと教育したいのですが，何かよい指導方法はないでしょうか？

Answer　確かに，肺炎が流行する冬シーズンは，研修医もちょうど仕事に慣れてきた頃で，担当患者さんが増えて忙しくなってくるのも重なって，質問に出てきた研修医のように「表面だけの治療」に陥る時期（悪く言えば「手抜きを覚える時期」）[1]で，上級医は注意が必要だ．でも，この傾向って研修医の慣れのほかにも，上級医の悪影響もあったりするんだよね．経験を重ねるにつれて，表面治療しかしない（できない）専門医って必ず周囲に何人か頭に浮かばない？そんな安易な診療に流されることなく，入院した患者さんの全身診察の重要性を理解し，それを研修医に伝えようとしているあなたは「上級医の鏡！」，本当に素晴らしい！

　そんな指導医の熱意を裏づけるように，市中肺炎でERを受診した患者さん660人を調査したところ6％（41人）に，それまでは診断されていなかった疾患が発見されたという報告があるんだ[1]．頻度の高い疾患は**糖尿病**（14人，平均年齢69±15歳），**悪性腫瘍**（12人，60±14歳），**慢性閉塞性肺疾患**（8人，62±9歳），HIV感染（5人，34±9歳）などで，HIV感染以外は60歳代での発見が多かったとのこと（たかが6％と侮るなかれ，1年に20人の肺炎患者の主治医になったら，その内の最低1人に新しい病気が見つかると考えると，他人事には思えなくなるでしょ）．ちょうど60歳代はさまざまな疾患の罹患率が増える頃なのに退職の

時期と重なって健診を受けていない人も結構いるから,入院の機会にしっかり全身診察を行うことは意義が深いね.世の中に数ある市中肺炎治療ガイドラインのどれもが必ず「糖尿病・悪性腫瘍・慢性肺疾患などの基礎疾患の有無をチェックしてリスクの層別化を行う」ことを勧告しているけど,研修医には**単に既往歴を聞くだけでなく,これらの疾患が隠れていないかを疑って診察することの重要性**を強調することが大切だ.

「そんなの入院時にたくさん検査をすれば見落とさないんじゃないの?」と反論を挑んでくる研修医や上司がいたらどうするかって? そんな同僚対策のための論文をもう一つ.総合内科指導医が100人の入院患者の全身診察を実施したところ,26人に入院時診断とは関係ない異常所見が発見され,13人は手術などの侵襲的処置が必要であった.また,26人中12人の異常は身体診察以外では発見できないものであったという報告がある[2].過剰に検査をしても全身診察を省略することはできないのだ.検査を乱発して,頭を使わないアプローチはヤブ医者に一直線だ!

研修医こそ,上級医の手抜きは見逃さないで見ているもの.上級医も反面教師にならないように,そして何より患者さんのために,研修医と一緒に働きながら,情熱と若さのエキス? を吸収しつつ,謙虚に全身診察を心がける姿勢を忘れないようにしたいものだね.

肺炎治療の第一歩 「基礎疾患はあるか?」

① 基礎疾患は既往歴を聞くだけでなく,積極的に診察で探すべし
② 入院時検査と詳細な全身診察で,思いもしない病気が発見されることも!
③ 抗生剤指示と検査オーダーをするだけの手抜き医者になるな!

読んでナットク! 必読のエビデンス&レビュー

1) Falguera, M. et al.: Community-acquired pneumonia as the initial manifestation of serious underlying diseases. Am. J. Med., 118:378-383, 2005
2) Reilly, B. M. et al.: Physical examination in the care of medical inpatients: an observational study. Lancet, 362:1100-1105, 2003

① 指導・業務　　　　　　　　　　卒後10年　内科医

17 研修医に気管挿管をさせるのはいいんだけど…

気管挿管の確認

　緊急に気管挿管が必要になるのは早々お目にかかるものではないですが，いざというときにできてこそ気管挿管のありがたみがあると思っています．機会があれば研修医にもトライさせるのですが，どうにもうまくいかないことがあり，状況が状況だけに焦って交替してしまいます．麻酔科ローテーション中に習っているはずなのにどうしてこうもうまくいかない研修医が多いのか，指導法に問題があるのか悩んでしまいます．どうしたらうまく指導できるのかコツはありませんか？

呼吸

Answer　ズバリ，気管挿管は難しい．確かに緊急時の気管挿管の難しさときたら，筋弛緩薬のきいた手術室での気管挿管とは雲泥の差だね．硬い，見えない，焦りまくりの三重苦を乗り越えないといけない．
　上級医としては気管挿管しやすい環境をいかにつくってやるかが鍵になるが，実際の気管挿管に入る前に何度もシミュレーションをしておく必要があるね．

① 気管挿管チューブの準備

　喉頭鏡のブレードは少なくとも2種類用意する．ブレード4番または3番でいいが，体格のいい人の場合は5番も用意する．もちろん気管挿管チューブの中にキシロカインスプレーをし，すべりをよくしてスタイレットを入れておく．スタイレットの形状はホッケースティック状にする．大きなカーブは先が効かないのでダメ．

② 視野を確保する

　患者さんの口角をひっぱって視野をつくってやる．喉頭鏡を右口角からゆっくり進め，喉頭蓋が見えてくるまでじわじわ進めてから持ち上げるようにアドバイスする．この深さが浅いまたは深すぎると何をしても見えない．

③ 声帯を見やすくする

　BURP 法（Backward Upward Rightward Pressure）で甲状軟骨を後ろ上右方向へ圧迫介助してやる[1]．喉頭鏡で舌根を左へよけるため，声帯もやや左に寄っている．それを元に戻すために甲状軟骨を右へもってくるのである．しかしながら，他人に介助してもらうより，やはり自分で声帯を見つけるほうが理想的であり，**OELM 法**（Optimal External Laryngeal Maneuver）で挿管術者が自分の右手で患者さんの甲状軟骨を押さえつつ圧迫して，声帯が見えた位置で介助者に甲状軟骨圧迫を交替してもらうやり方もいい[2]．

　それでも見えない場合は，極端な sniffing position をとってやる．これは外傷患者には使えないが，患者さんの頭を 20 〜 30 cm 持ち上げてやると，アララ不思議，声帯が見えてくる．**患者さんの首を極端に後屈しないで，きちんと sniffing position をつくるべし**．枕を積み上げるのもよし，人力枕（介助者に頭を空中で支えてもらう）でもよし，患者さんの頭を空中浮遊させて sniffing position をつくると声帯が見えて研修医も気管挿管に自信がもてるようになるかも…[3,4]．ウソだと思うなら，気管挿管トレーナー人形で試してごらん．ホラ…ネ．

④ 食道挿管だけは死んでもしないようにバックアップする

　世の中には二次確認なる器具がある．ドラえもんのような形の食道検知器（EDD : Esophageal Detection Device）もあれば，呼気 CO_2 モニターや色が黄色から紫に変わるイージーキャップなどもある．どちらかで確認すればいいが，どちらも偽陰性や偽陽性がある．疑わしければ喉頭鏡をもう一度かけて気管挿管チューブが声帯を通っているか確認する．

　ここでまだパイロットスタディでしかないが，**気管挿管の確認にエコーを使う離れ業もある．もし食道挿管されると，気管以外に食道が丸く見えてきて，2つ丸が見えてしまう**というもの．きれいに気管挿管されれば気管の中をチューブが通る様を確認でき，かつ丸が一つしかない（気管のみ見えて，食道は広がらない）とリアルタイムでわかる[5]．33 例のみで手術室の管理下で行われたスタディなので，感度 100 ％，特異度 100 ％と言われてもそのまま鵜呑みにできるわけではないが，エコーが救急室に常備してあることが多い日本ではかなり使えるんじゃないかしらン？

気管挿管成功への道

① 邪魔くさがらずに口角を引っ張ってやりましょう
② BURP，OELM，人力枕，なんでもいいから声帯が見える工夫を
③ 食道挿管だけはさせない！ 二次確認器具，エコーを駆使すべし！

読んでナットク！ 必読のエビデンス＆レビュー

1) Knill, R. L.：Difficult laryngoscopy made easy with a "BURP". Can. J. Anaesth., 40：279-282, 1993
2) Benumof, J. L. & Cooper, S. D.：Quantitative improvement in laryngoscopic view by optimal external laryngeal manipulation. J. Clin. Anesth., 8：136-140, 1996
3) Levitan, R. M. et al.：Head-Elevated laryngoscopy position：improving laryngeal exposure during laryngoscopy by increasing head elevation. Ann. Emerg. Med., 41：322-330, 2003
4) 林 寛之：ERの裏技．気管挿管．ERマガジン，1：54-59，2004
5) Werner, S. L. et al.：Pilot study to evaluate the accuracy of ultrasonography in confirming endotracheal tube placement. Ann. Emerg. Med., 49：75-80, 2007

① 指導・業務　　　　　　　　　　　　卒後8年　整形外科医

18 「ん〜，骨折はないですよ」は禁句！
骨折の白黒をつけるより，どう患者さんをケアするかが大事！

研修医が「骨折はないでしょう」と言って帰宅させた患者さんを翌日自分の外来で診察すると，救急外来の時点のX線でしっかり骨折線があることがあります．見逃しが仕方がないものもあれば，どうしてこんなの見逃すのと言いたくなるようなものまで，さまざまです．患者さんにすれば青天の霹靂ですごく怒り出す人までいて，尻拭いも大変です．いくら指導してもどうしようもない面もあるのでしょうが，どう研修医に教えたらいいでしょうか？

Answer　これも研修医がよくやってくれるドジだよね．X線を見て「骨折はないですねぇ」と簡単に言ってくれて，上級医が後で困るなんてことはよくある．まぁ，骨折見逃しの患者さんが自分の病院に来てくれているのは不幸中の幸いだ．ほかの病院で見逃しがみつかるといろいろ面倒だよね．実際には，翌日に上級医がX線をチェックして骨折が判明し，患者さんの家に電話をかけて，病院に来ていただくということもある．連絡がつく場合はまだいい．連絡先と書かれた番号にかけてもつながらないと，結構焦る．

　患者さんには変にごまかしたりせず，見落としがあったことを真摯に告げた方がいい．ウソの上塗りは，泥沼にはまっていくに違いない．「サザエさん」でカツオがいつもしまいには痛い目に遭うのを見ればわかるだろうってか？　見逃しと言うと患者さんにあきれられるかもしれないが，それで怒る人は案外少ないと思われる．もし怒ったとしたら，とにかく謝るしかない．それから，当の研修医には必ずフィードバックをすること．二度といい加減な診察・読影，そして言い方はしないだろう．

　見逃しはないに越した方がいいに決まっているが，ゼロにはならないのも事実である．それをどうフォローしていくかが問題になる．

　まず，ERでは「骨折はないので大丈夫です」などと安易に言い切ってしまわないこと．「このX線では明らかな骨折はなさそうですが，いつまでも痛みや腫れが続く場合には，必ず，整形外科を受診してください．違う撮り方をすると骨折がわかる場合もあります」など，説明のしかたには

気をつけるよう指導しなければいけない．ただし，骨折のような，骨折でないような，などというあやふやな言い回しは避けなければならない．患者さんは良い方にしか取らないので，後でやはり骨折があったとしても，「あのときの説明では骨折はないと言っていた」と主張するに違いない．「ネ，○○センセイ（身に覚えのある先生の名前を入れて読んでください），そうだったでしょ！」

　もっとも重要なことは，**骨折の診断はX線でなく，身体所見でつけること**．X線ではっきりしなくても腫脹と疼痛と熱感があれば，骨折があると考えてギプスかシーネによる固定をした方がいい．最近は，簡単につくれるシーネが出てきていて便利だ．腫脹がなくても，骨折ならピンポイントで飛び上がるような叩打痛がある．詳細な身体所見に勝るものはない．身体所見で患者さんが結構痛がる場合には，診察上は骨折があるだろうと言い切ってしまう方がいい．そして患者さんには，**骨折治療で大事なのは経過を見ていくことである点を強調すべき**だ．経時的に見ていけば，打撲の治り方と骨折の治り方はそのスピードが違う．「もし骨折と思っても，私がヤブ医者でその診断が運よくはずれれば，早く痛みがなくなってしまうので，その時点で固定をはずせて，いいじゃありませんか」ぐらいにやや自虐的に説明する．「反対にやはり骨折があったと判明したなら，最初から大事を取らずに固定しないでおくと，後で痛い目に遭ってしまうので，今は骨折があるものとして固定しましょう」と説明すると納得してくれる．最終的に骨折の診断が正しいかどうかではなく，一期一会の救急現場では，いかに患者さんの状態を心配して，どっちに転んでもいいようにしておく方が無難かを説明するのが大事だ．もちろん，まともな所見も取らずに何でもかんでも固定して帰すのは，バカチンだ．

　どの骨折が見逃しやすいかを知っておくのも臨床の勘所を働かせるうえで重要だ．肋骨，指骨（関節面）は骨折頻度も多いが，見逃しも多い骨折部位なので要注意だ．また，舟状骨，踵骨，肘関節も頻度が少ないわりに，見逃しが多い部位なので，X線を見慣れていないとつらいところだ．大腿骨頸部や手関節の骨折は慣れるとあまり見逃さないらしい．どこが見逃しやすいかを研修医にみっちり指導しておくのもいいだろう[1,2]．

　病院によっては，整形外科医が朝のカンファレンスで，前日にERでと

られた X 線に目を通して見落としを探し出すというシステムをとっているところもある．マンパワーが必要になってくるが，このシステムは理想的だ．アメリカのように目の肥えた救急外来医がいるところでは，この放射線科医のダブルチェックで，患者さんの処置に影響を及ぼすことはほとんどないという報告もある．うらやましい…．はてさて，日本でも研修医の X 線読影のフィードバックに自信をもって読影できる上級医がたくさん一緒に勤務してくれるといいよね[3]．

骨折見逃しをしないために！

① 見落としは起こるものとして指導せよ！
② 安易な「骨折はないですよ」は禁句
③ 骨折の診断はあくまでも身体所見で！
④ 見落としを拾い上げるためのシステムづくりが大切！

読んでナットク！ 必読のエビデンス＆レビュー

1) Freed, H. A. et al.：Most frequently overlooked radiographically apparent fractures in a teaching hospital emergency department. Ann. Emerg. Med., 13：900-904, 1984

2) Perron, A. D. et al.：Evaluation and management of the high-risk orthopedic emergency. Emerg. Med. Clin. North. Am., 21：159-204, 2003
⇒これは必読です！

3) Lufkin, K. C. et al.：Radiologists' review of radiographs interpreted confidently by emergency physicians infrequently leads to changes in patient management. Ann. Emerg. Med., 31：202-207, 1998

①指導・業務

卒後9年　外科医

19 手技を教えるにはどうしたらいい？
技術指導は忍耐が必要だ

> 知識に関する指導はそれなりに時間をかけて教えればいいんですが，技術となると，教えてやってもうまくできない研修医が結構いたりして，どうしたものか困ってしまいます．腰椎穿刺や関節注射，手術などは，「注意して見てろっ」て口をすっぱくして言っていても，いざさせてみると，何にもわかっていなかったりして，患者さんは実験台には使えないし，困ったものです．動物実習なんて市中病院ではできるはずもないし，我々も確かに患者さんでいろいろ勉強させてもらっていたわけですが，もっと成功率が高くないと，自分の大事な患者さんに手技なんてさせられないですからね．なんとかなりませんか？

Answer

確かに患者さんは実験台ではなく，手技がしっかりできるはずと確信がもてないとなかなか研修医に手を出させたくない気持ちはわかる．比較的安全な症例を選んで，研修医に手技を覚えてもらうようにしてはいるだろうけど，研修医側も手技をしない限り永久にできるようにはならないだろう．人それぞれ器用・不器用があるのは見ていると痛感させられるね．

次の5つのステップを踏んで手技を覚えてもらうようにすれば，実際の患者さんに当たっても成功率は高くなる[1]．どちらにせよ，手技の指導は忍耐が必要なのだ．

ステップ①　概論を説明する

まず指導医が手技の必要性，理論を説明する．どうしてこの手技が大事か，この手技の手順はどうか，どのようなコツがあるのか，どのような合併症があるのかを系統立てて指導する．

ステップ②　指導医が実演する

指導医によるデモンストレーションはとても大事であり，「百聞は一見にしかず」とはよく言ったものである．1回のみならず，何度か見せてやると理解は深まる．この際，流れるような手技より，一つ一つ説明し

ながら見せてやる方がよい．一つ一つの手技のもつ意味やコツをかみしめるように研修医にすり込む．

ステップ③　指導医が流れを説明する

指導医が一つ一つの手技の意味や手順を通して話してやる．合併症も説明しながら説明してみせる．

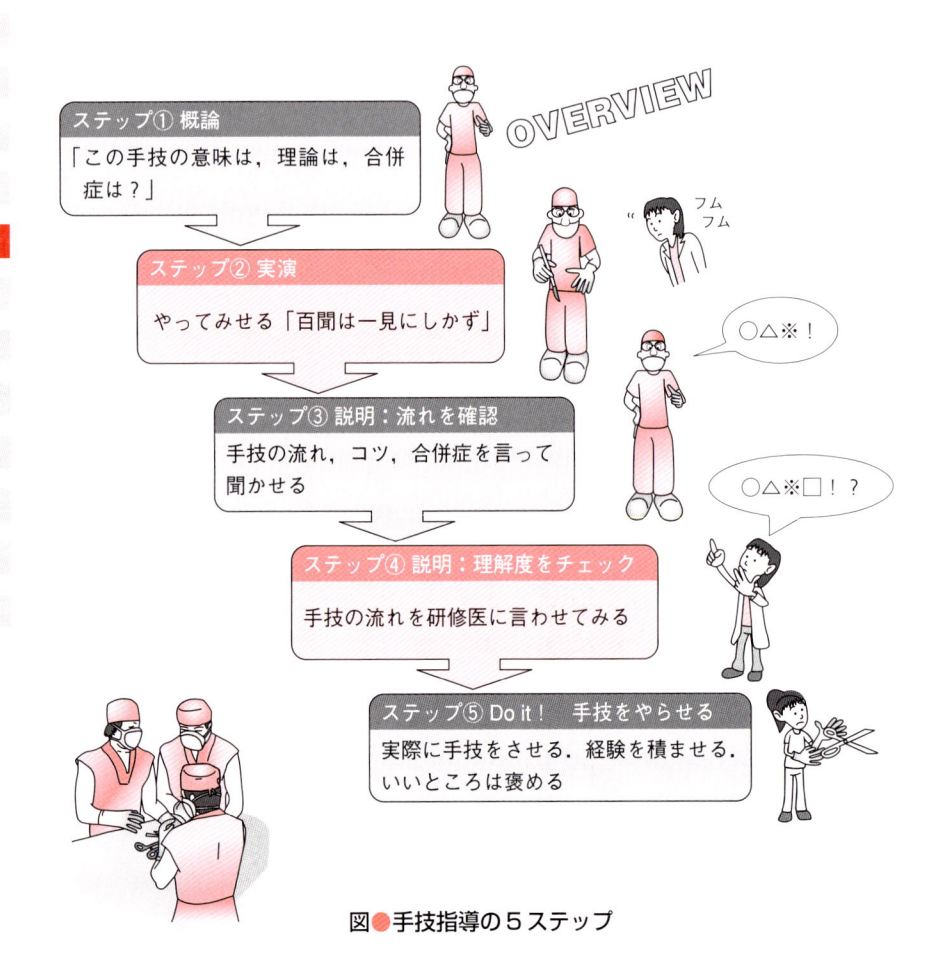

ステップ① 概論
「この手技の意味は，理論は，合併症は？」

ステップ② 実演
やってみせる「百聞は一見にしかず」

ステップ③ 説明：流れを確認
手技の流れ，コツ，合併症を言って聞かせる

ステップ④ 説明：理解度をチェック
手技の流れを研修医に言わせてみる

ステップ⑤ Do it！　手技をやらせる
実際に手技をさせる．経験を積ませる．いいところは褒める

図●手技指導の5ステップ

ステップ④　研修医に言わせる

今度は研修医の理解度をチェックするために，手技の一つ一つのステップを通して言わせる．そうすることでどこがわかっていないか，わかっているかがわかり，指導しやすくなる．手技を机上でシミュレートしてやらせるのもよい．縫合などは豚足などを使用してシミュレートさせる．

ステップ⑤　研修医に実際に手技をやらせる

しっかり言葉で手技を表現できるようになったら，患者さんにいよいよ手技をさせる．しっかりサポートしつつ手技をさせ，うまくいったら，褒める．その後は，理想のレベルまで近づくまでくり返し手技をさせていけばいい．

かの山本五十六元帥もこう言っているではないか．
「やってみせ，言って聞かせて，させてみて，褒めてやらねば，ひとは動かじ」

手技をうまくさせるには…

「やってみせ，言って聞かせて，させてみて，褒めてやらねば，手技は身につかじ…」

読んでナットク！　必読のエビデンス＆レビュー

1) George, J. H. A.: Simple five-step method for teaching clinical skills. Fam. Med., 33 : 577-578, 2001
　⇒ http://www.stfm.org/fmhub/fm2001/sep01/ftobtofm.pdf からダウンロードできる．

① 指導・業務

卒後7年　外科医

20 お前って奴は…！
人格を否定するような指導は指導にならない．
YOU メッセージは NG ！

　外科はどうしても昔ながらの徒弟制度が今も幅を利かせているところがあり，私自身も「アホ，馬鹿」などと言われ，上級医に蹴りを入れられながら指導を受けてきました．もともと体育会系なので，理不尽なことも世の中にはありうると割り切って，気にもならなかったのですが，ある研修医が外科の上級医にひどくどやされてから，その上級医をことごとく避けるようになってしまいました．もう人間関係を修復するのも難しいぐらいにこじれてしまいましたが，お互いにののしるような関係になってしまったのは残念です．きっかけは，研修医の病理組織の取り扱いに問題があったので，上級医の言い分もわかるのですが，確かにその上級医は気分しだいで当たり散らす傾向があり，人間的に尊敬できる部類には入りません．研修医は「人をゴミ扱いするにもほどがある．『いつもお前は』って人を否定することしかしない奴の言うことなんか聞く必要ない」と聞く耳をもちません．そうかといって，研修医におべんちゃらばかり言う指導も変だと思いますし，厳しく愛のある指導のコツってないものでしょうか？

Answer　質問者のようにすでに「愛のある指導」を心がけている人はそれほど心配することはないだろう．別に研修医もおべんちゃらを期待しているわけではなく，どんな形式であっても熱意のある上級医の言うことは聞くものだ．ただ，この質問のなかにあるように，研修医を「ゴミ」や「虫けら」扱いしたのでは良好な人間関係は築けるはずもない．すでに人生二十数年過ごし，医学部で勉強し，社会に貢献しようと医者になった研修医はもう成人である．一度社会人になってから医者になった場合はなおさら大人としての扱いを期待していることが多い．

　ここで上級医の指導の際の NG ワードをおさらいしてみよう．

NG ワード　「お前って奴は…」

　「お前は，君は，あなたは，○○だ」という表現は，決めつけにつなが

り，立ち直りの機会がない．「お前はだめだ」「君は馬鹿だ」「あなたはなっていない」というのは，実は上級医の単なる意見であるのに，「あなたは○○だ」というのは決めつけた言い方になっている．断定的でありいい感じがせず，たとえいいメッセージであっても受け入れにくい．これを「YOU メッセージ」という．ここはむしろ「I メッセージ」つまり，「私は○○と思う」と言うだけで，自分の意見であることが前面に出るために随分やわらかい表現になる．決めつけられるのはいい思いをしないが，個人の意見は，人それぞれの意見であり，否定しようもない．伝えたいものがあるのなら「YOU メッセージ」ではなく，「I メッセージ」を使うようにしよう[1]．また，**人を主語にするのではなく，行為を主語にすべきである**．「私は，君がこうした点がよくないと思う」「私は，君が○○したのは，なっていないと思う」と言えば，受け入れられやすい．**人，人格を否定するのは決してしてはならず，行為を改善することを中心に指導すべきである**．これでドキッとするようなら，あなたは研修医に嫌われているかも…!?

NG ワード　「いつも」「必ず」「絶対」「常に」

　これも指導の際に注意しないといけない NG ワードだ．「あなたはいつもこうだ」「君は絶対に～～しないよね」これは国試対策でも選択肢としては間違いではなかったかな？「必ず」と言えば×バツで，「～することがある」と言えば○正しいというのが，選択肢の常套手段だったはず．だめという人間も間違いを犯すこともあり，ドジをすることもある．それを正すのに「いつも間違いをしている」と言われれば，正しようがないではないか．**Never say "Never"**．決して断定的な 100％だめだという表現は避けないといけない．ネチネチ指導する上級医に限って，昔のことを引き合いに出して「いつもこいつは○○だ」などと言い，そのたびに研修医はその上級医から「期待をかけられていない」というメッセージを受け取ってしまう．昔のことを引き合いに出して話をしようものなら，いつまでたっても立つ瀬がなくなるというもの．人間は成長するのだから，今回のことに限って話をすべきなのだ．

　人間はやはりけなされるより，褒められたいものだ．**常日頃から研修医のいい点を見つけては，承認することは大事だ**．小まめにいい所は「good」

と声をかけるだけ．褒めまくる必要はないが，「ちゃんと見ているぞ！」というサインを発するようにする．普段から認めてくれる上級医からの助言は受け入れやすい．小さいステップであっても医者として一歩一歩成長していくことを上級医から認めてもらうのはうれしいものだ．今は研修医でペーペーだとしても数年後には立派な医者になって，あなたより優秀な医者になっているかもしれない．人間は年をとるものだ．今，あまりいじめすぎるのはNG．上級医が年寄りになったときに「お礼参り」されるようではいけない．研修医が将来あなたより優秀な医者になった暁には，それはあなたの指導がよかったからにほかならないと思われるような指導医でありたい．

　通常からのよい人間関係を築いておくためにも，研修医のよい点を見つけてまめに承認の「豆」をまいておくのは大事だ．そして厳しい指導をする場合でも「まず認めるところは認めて」⇒「注意して」⇒「頑張るように促す」のが大事．いいことでサンドイッチして，改善点を具体的に指導する**愛のサンドイッチ指導法**を心がけよう．

愛のある指導のコツ

① 「YOUメッセージ」ではなく，「Iメッセージ」で伝える
② 人格を否定するのではなく，行為を注意することで受け入れやすい
③ Never say "Never".
④ 常日頃から「承認」すべきところは「承認」する

愛のサンドイッチ指導法
①What you did well is ⋯．「褒める」
②What I want you to improve is ⋯．「注意する」
③Good luck! I believe in you.「激励する．信じてるよ」

○ I メッセージ
× YOU メッセージ

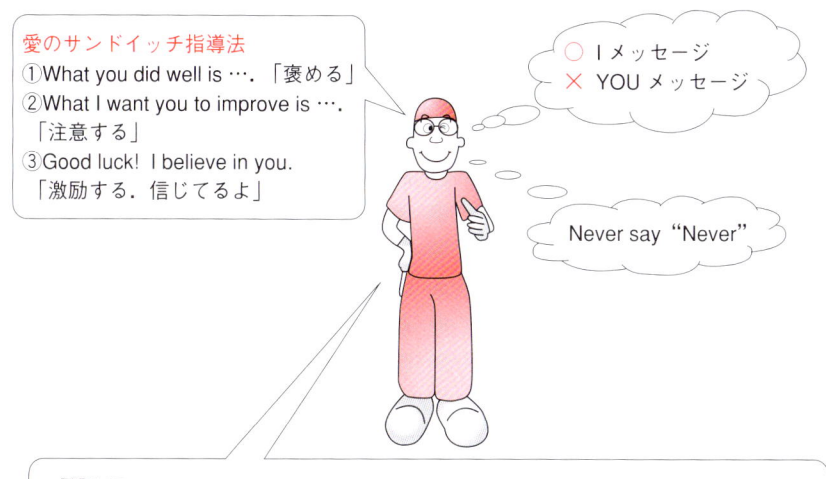

Never say "Never"

承認??
「どう？ 今日の点滴成功率は？ えっ？ 5割だけって？ ま，最初よりずっとうまくなってるよ．なになに，イチローだって5割も打ってないんだから，野球ならスーパーヒーローだよ．そんなに残念がるなんて，君は患者さんの痛みに共感してるってことだよ．一針入魂で10割バッター目指して頑張れよ」

図●愛のサンドイッチ指導法

読んでナットク！ 必読のエビデンス＆レビュー

1)『メディカル・サポート・コーチング入門』（奥田弘美，本山雅英/著），日本医療情報センター，2003
⇒患者さんのみならず，医療者間のコミュニケーションもカバーする良書．

① 指導・業務

卒後7年　内科医

21 救急隊や研修医の報告してくる バイタルサインはうそだらけ？

バイタルサインの測定は難しい

　救急当直をしているといつも思うのですが，救急隊や研修医が電話で報告してくるバイタルサインって，結構不正確で信用できない気がします．この前も「血圧は120で，呼吸状態も安定しています」といって搬送してきた患者さんが，測定しなおしてみると低血圧・頻呼吸のショック状態であったし…そんなときはついつい，救急隊や研修医に「バイタルサインくらい正確に測定しろ!!」と怒鳴ってしまいます．なかにはバイタルサインも測定してなくて連絡を入れてくるひどいケースもあります．私が研修医の頃は，バイタルサインのチェックがもっとも大切と習ったものですが，どのようにバイタルサインの重要性を指導すればよいでしょうか？

Answer　確かに，バイタルサインは救急診療で重症度を評価するもっとも大切な要素であり，まったくもっておっしゃるとおり！ バイタルサインの重要性はいくら言っても言い尽くせない．だけど，バイタルサインの測定って結構難しく，研修医や救急隊を責めるのは少しかわいそうだってことも知っておくといい．バイタルサインを数値化するとなると，その正確さには疑問が投げかけられる文献が多い．

　経験豊富な2人の医者が140人の救急患者のバイタルサインを測定したところ頻脈・徐脈の診断についてはよく一致したけれど，低血圧（収縮期血圧＜90 mmHg）や頻呼吸（呼吸数＞27回/分）の診断については一致性が悪かったという報告[1]や，経験豊富なトリアージナースが159人の救急患者の呼吸数を測定したところ，呼吸数低下（呼吸数＜12回/分）や頻呼吸（呼吸数＞20回/分）の検出率は大変低いものであった（感度は呼吸数低下において0％，頻呼吸において38％）という報告もある[2]．また，意識状態の評価についても，救急外来の指導医2人が131人の意識障害患者をGlasgow Coma Scale（GCS）で評価した際に，合計スコアが一致したのはわずかに32％（Eyeの一致74％，Verbalの一致72％，Movement

の一致55％）で1～2ポイントの差が出たという報告がある[3].

　指導医は，「血圧・呼吸数・意識状態といったバイタルサインは大変重要であるが，必ずしも正確に測定できるものではないこと」を認識しておくことが大切で，研修医や看護師，救急隊には「バイタルサインを数値で測定する前に五感で感知する」トレーニングをするように指導することが大切だ．第一印象で「この患者さんは危ない！」と感じたときは，バイタルサインを示す数値が異常でなくても安心しないで再度正確に測定することを心がけよう．また，バイタルサインの正確な数値にとらわれることなく，処置を優先すべきであり，救急隊はそれこそ第一線で，病院との素早い連携を第一に動いているので，第一報ではバイタルサインの報告がなくとも，重症であることが伝わってくれば，すんなりと受け入れてあげるのがその道のプロってもの．バイタルサインの数値などは第二報で受け取ればいいだけじゃないか！第一報ではどこで脈が触れるかぐらいは報告してもらえれば，受け入れ側の心構えもできるというもの．この点は徹底しておきたい．頸動脈で触れれば，血圧は60mmHg以上，大腿動脈なら70mmHg以上，橈骨動脈なら80mmHg以上はあるだろうとはよく知られている血圧予想法だ．ただしこれもあくまで予想の範囲でしかなく，Deakinらの報告によると，73％においてこれも正確ではないという[4]．実際には血圧が40mmHgでも頸動脈で触知する患者さんや，血圧が70mmHgでも橈骨動脈で触知する患者さんは，臨床家なら誰でも経験しているはずであり，基本的にはどこで脈が触知でき，弱いか速いかで，ショックの存在を認めて次のステップに進む（輸液路を確保する）ことが大事であって，この数値に目くじらを立てるほどでもないだろう．やはり，ショックの存在は，意識レベルや，皮膚の状態，Capillary refillなどで総合的に判断するのが大事であり，数値の絶対値はそれほどこだわらなくていいんじゃない？

　呼吸数は，種々の重症度評価のツールにも含まれており，重症度を反映する重要な項目なので，余裕があれば1分間の聴診や視診で測定することが望ましい．時計とにらめっこしないと呼吸数ほどいい加減な数値になるものはないんだよね．

バイタルサインは奥が深いのだ

① バイタルサインの測定は難しい!!（特に低血圧，意識状態，呼吸状態）
② バイタルサインは測定前に五感で感じること!!
③ 1回のバイタル値を鵜呑みにするな!!

📖 読んでナットク！ 必読のエビデンス＆レビュー

1) Edmonds, Z. V. et al.: The reliability of vital sign measurements. Ann. Emerg. Med., 39 : 233-237, 2002
2) Lovett, P. B. et al.: The vexatious vital : Neither clinical measurements by nurses nor an electronic monitor provides accurate measurements of respiratory rate in triage. Ann. Emerg. Med., 45 : 68-76, 2005
3) Gill, M. R. et al.: Interrater reliability of Glasgow Coma Scale scores in the emergency department. Ann. Emerg. Med., 43 : 215-223, 2004
4) Deakin, C. D. et al.: Accuracy of the Advanced Trauma Life Support guidelines for predicting systolic blood pressure using carotid, femoral and radial pulses : Observational study. Br. Med. J., 321 : 673, 2000

① 指導・業務

卒後8年　外科医

22　ありがたーい訓示をたれる常套句
救急の心得

> 当院は救急の専門医がいませんが，当直はみんなで頑張ってまわしています．そこで毎年臨床研修医が来るのですが，救急では一般にこういうのは気をつけろというような救急の心得のような訓示はないでしょうか？

Answer　最近はオーダーメイドな指導が脚光を浴びてはいるが，昔から骨になるところは同じだ．特にユニバーサルな内容ではないが，いくつか紹介しよう．これらの訓示はくり返し研修医に植えつけていく必要がある．別に威張りたいわけじゃなく，我々の患者さんを守るためにも早く覚えてもらわないといけないことばかりだね．患者さん中心の医療を考えれば自ずと答えはみえてくる．

1）バイタルサインを侮るなかれ！[1]
バイタルサインが悪いまま帰宅させない．看護記録の悪いバイタルサインを見逃してはいけない．

2）身体所見をサボってはいけない
大まかに神経学的に異常なしという記載をしてはいけない．追視ができないのは，半盲や皮質盲であることがあり，きちんと見逃しのない，焦点を絞った身体所見をとれるようになること．

3）重症患者では自ら手を出すべし
ACLS，JATEC，PALSは必須！　医師免許に初心者マークはない．究極の救急には対処できるような勉強をなるべく早くしておくべし．また髄膜炎や肺炎も治療の遅れは予後に関与するので，必要な検査の後，抗菌薬を早く投与するのを躊躇してはいけない．

4）アドバンストリアージができるように常に気を配るべし
自分の力量を知り，目の前の患者さんに対してあわててすぐにコンサルトすべきなのか，検査をしてから判断すればいいのか，自分で処方して帰せばいいのかを常に考えて徐々に自分の許容範囲を増やしていくこと

を意識せよ．

5）医療警察になってはいけない

飲酒運転などを追及してもしかたがない．治療に必要な情報は得る必要があるが，関係のないプライバシーに踏み込まない．ただし飲酒運転や禁煙に対する教育は大事．

6）死んでしまう疾患から常に疑え：fail safe

見逃してはいけない危険な病態（worst case scenario）と頻度の高い common disease の両面からアプローチするのが大事．もっと乱暴に言えば必ず死んでしまうような最悪のシナリオはいつも念頭において診察するのが救急の鉄則だ．

7）経時的変化が大事な救急疾患があることを知れ

経時的変化をみないとわからない疾患（AMI，虫垂炎，頭部外傷の遅発性出血）がある．常にファジーな疾患があることを，患者さんと認識の共有をして悪化した場合に対処できるような患者教育をすべし．

8）深夜患者は 3 つのパターン ⇒重症・わがまま・ワケあり

真夜中の患者さんは本当に重症であることが多い．または本当にわがままな人も来るがそこで腹を立てていると誤診につながるので常に平静を保つこと．そしてワケあり，つまりうつ病や虐待も逃げ込み寺のように救急に逃げてくるので裏の事情を考えるべし．

9）上級医を真夜中に起こすことを恐れるな

待てない病態なのに診断が難しい疾患が存在する（腸間膜動脈閉塞症，絞扼性イレウス，精巣捻転，卵巣捻転，心筋梗塞など）．明らかな所見が揃わなくても患者さんがおかしいと思ったら，朝まで待たずに真夜中でも上級医にコンサルトすべし．患者さんの大事な時間を自分の無知のせいで奪ってはいけない．上級医に叱られるのも仕事のうちと割り切って，どんどん起こすべし．

10）オーバートリアージすべき患者さんを知る

病歴や身体所見がとりにくい患者さんでは痛い目に遭いやすい．極端な年齢（乳児，超高齢者），アルコール中毒，精神科疾患，怒っている患者さんなどは診断が難しい．特に生後数カ月までや超高齢者での家族の

救急心得

言う「いつもと違う」は大事なサイン．オーバートリアージがちょうどいい．

11）飲み食いできない患者さん，看病してくれる家族がいない患者さんを帰してはいけない

飲み食いできない患者さんを安易に帰してはいけない．もうしばらく救急で経過観察をして病態の経過，入院の必要性を決定する．

12）ゴミ箱診断はしない！ 腑に落ちない症例は必ずコンサルトせよ

すぐに死なない病気だから今は診断がつかなくてもいいという心構えは捨てよ．自分で納得がいかない診断の場合は上級医にコンサルトすべし．思いつかなければ診断できない疾患もある（腸間膜動脈閉塞症，一酸化炭素中毒，腎梗塞，腸腰筋膿瘍，肝膿瘍など）．

13）コンサルト技術：コンサルト医にねぎらいの気持ちをまず表せ

真夜中でも躊躇せず上級医をよばなければいけないが，よばれる医師に対してのねぎらいは大事．患者さんにも上級医にもパラメディカルにも心優しい医療を心がけるべし．

14）コミュニケーション技術を磨け

コミュニケーションがうまくできない医師はよい診断はできない．患者さんのみならず家族とも良好な会話を心がけるべし．

15）研修医は病院の顔であると自覚せよ

患者さんにとってみれば最初に診察してもらう研修医が病院の顔．何でも第一印象が大事！

16）一緒に働くパラメディカルにお礼を言え

救急はチーム医療で成り立っている．看護師や放射線技師，受付事務員などに敬意を払って，きちんと「ありがとう」と伝えるべし．

17）服装や身だしなみの乱れているのはそれだけでヤブとみられる

患者さんと旧知の仲ならいざ知らず，初対面での印象が悪いのは医療訴訟の種を蒔くようなもの．個人の趣味とプロフェッショナリズムの混同はしないこと．

18）患者さんの痛みは第五のバイタルサイン．敏感になるべし

痛みは可能な限り早めにとるように努力する．患者さんの痛みに共感的な言動も大事．

19) 常にどうしたら患者さんがハッピーになるかを考えて対処せよ

　患者さんが救急受診で期待する真の内容は千差万別．患者さんの期待に応えるようにするのも大事．医学的に間違った期待ならその場で正すべし．知識，技術のみならずプロフェッショナリズムもしっかり教えるべし．

20) 手に負えないと思ったら早めに助けをよべ

　救急は決して冒険が許されるものではない．自分の力量を知りあまり無理をしないことも大事．

21) 診断の後が勝負と心得よ．患者さんが理解したかどうか，今後どうするのかの指導をきめ細かく

　診断をつけた後がもっと大事．患者さんがきちんと理解したか，患者さんが同意した治療になっているか，治療のオプションを提示したか，どのような経過で治っていくことが期待できるか患者さんが理解したかなど，次の日に続く一手をしっかり教育すべし．

22) 重症を助けるのが名人，重症になる前に助けるのが達人

　重症患者は必ずしも救急車で来るとは限らない．歩いてくる患者さんのなかの重症者，または重症になる可能性のある患者さんを早く同定する目を養うのが達人への道と知るべし．

23) 患者さんを多く診ずして，腕は上がらじ

　講義をいくら聞いても目の前の患者さんに知識を適応できなければ意味がない．百聞は一見にしかず．症例を若いうちにたくさんみておくべし．

救急心得

① 患者さん中心の医療を心がけるべし
② バイタルサインは救急の基本
③ 重症を助けるのが名人，重症になる前に助けるのが達人
④ 知識・技術のみならず，プロフェッショナリズムも教えるべし

読んでナットク！ 必読のエビデンス＆レビュー

1) Letovsky, E.：Do's and don'ts of emergency medicine：a primer for residents. Can. J. Emerg. Med., 5：130-132, 2003
⇒カナダ版救急の心得がDr.レトブスキー節で語られている．

① 指導・業務

卒後10年　内科医

23　忙しい外来でどう教えたらいい？
5 microskills をうまく利用すべし

> 新臨床研修制度のおかげで，市中病院にはうじゃうじゃと研修医が湧いて出てくるようになったのはいいのですが，臨床を優先に無駄なお金も使わず，次から次へと患者さんを診ることにプライドをもって今までやってきた自分にとって，こと研修医の存在はなかなか大変なものがあります．指導が嫌なわけではないのですが，とにかく的を射ない症例提示をされ，教えてもわかっているのかわかっていないのかわからないような返事で，メモばかりとっていて効率が悪いのは目に余るものがあります．自分もそうだったと我慢もするのですが，もっと効率のよい外来での指導法ってないんでしょうか？

Answer　忙しい臨床家にとって，教育とは，お金にもならないし，出世にも響かない，時間は余計とられる，とどのつまり，自己満足のみに終わる，疲れるだけの骨折り損という印象は否めない…という気持ちはわかる．きっとよぉ〜〜っくわかる人達は日本全国にたくさんいるからご安心を．ただ，「教えることは2回学ぶことだ」ともいい，教え上手は，実はほかの人以上に勉強しているという証であり，自信をもって「できる」臨床家と自負していただければいい．患者さんに人気があって忙しい腕のいい臨床家ほど研修医に慕われて家に帰る時間が遅くなるのでつらいだろうね．きっと教育そのものが高く評価される時代が来るだろう，来るといいな，来なかったらどうしよう….

　さてご質問の簡便でかつ有効的な教育法の一つに **5 microskills** という**そこそこ有名な手法がある**ので知っておいて損はない[1]．だらだらと的を射ない研修医のプレゼンテーションに付き合わずに，簡潔にプレゼンテーションをさせて，まず結果から聞き出す．最初のうちは，研修医は"Beat around the bush"とでも言わんかな，質問に答えず周りから攻めようと，まどろっこしく言ってくるので，そこはくり返していくうちにうまくなってくるので，最初は辛抱が必要だ．

　5 microskills は5つのステップから成り立っており，その手法に慣れれば，その順序を臨機応変に変えて聞けばいい．

ステップ①　まず結論から述べさせる

　まずは焦点を絞らせる．自分の得た情報からいったいどんな結論を導いたかを言わせる．情報を聞いた時点で指導医がすぐに答えを言わないのがミソ．また，まどろっこしいプレゼンテーションなら早々に切り上げて研修医の結論を早く言わせるのがミソ．ここで結論がまったく導き出せていない研修医を責めたりはしない．1年目なら教えてあげた方が親切．2年目ならヒントを与えて自分で話すチャンスを与えてやると自信につながる．ねちねちといびらない．的外れなことを言ってもすぐに否定せず，可能性がある場合はそれをまず認めてやる．国家試験を通ったばかりの研修医なんて珍しい病気をあげて喜ぶぐらいで，いかにcommonなものから考えるかなんてトレーニングは受けていないのだから．

ステップ②　結論に至った根拠，論理を述べさせる

　このステップで，研修医がどれくらい知っているか，どれくらいのレベルかがわかる（ボロが出る）．一番知りたい**思考過程を聞く**のがもっとも効率のよい指導につながる．患者さんの情報が少なく判定しかねる場合は，尋問しないで，後で一緒に患者さんの診察に行けばいいだけのこと．

ステップ③　うまくできたことは褒める（Positive feedback）

　人間，嬉しい経験は記憶に残るもの．いじめられたつらい経験は記憶から消そうとしてしまう．研修医だって，大人なんだ．まずは褒めてやることで，より前向きになれるというもの．ただし，なんとなく褒めるのはNG．「全体的にはよかった」などは褒めたことにはならない．「あなたはほんとにいい人よ」と女性に言われた瞬間，「ごめんなさい，あなたとは付き合えません」と言われたに等しい…そうじゃない？　なるべく具体的にいい点を褒めて学習意欲をかきたてる．

ステップ④　誤った点は修正する（Constructive feedback）

　今後の行動を左右する大事な点は必ず修正する．できれば研修医にメモをとらせる．同じミスをくり返すと，誤った経験が誤ったエビデンスをつくってしまう．「アホ（A），バカ（B），カス（C），ドケ（D）」のABCD

図●5 microskills の流れ

ステップ① 結論は何か？
「いったい何が言いたいんだってばよ！」

ステップ② その根拠は？
「どうしてそう考えたの？」

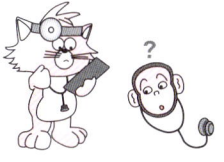

ステップ③ うまくできたことは褒める
「その点，なかなか，いいんじゃない？」

ステップ④ 誤ったことは訂正する
「これはまずいから今後気をつけよう」

ステップ⑤ 一般原則を教える（簡潔に！）
「症候，疾患の要点はね…」

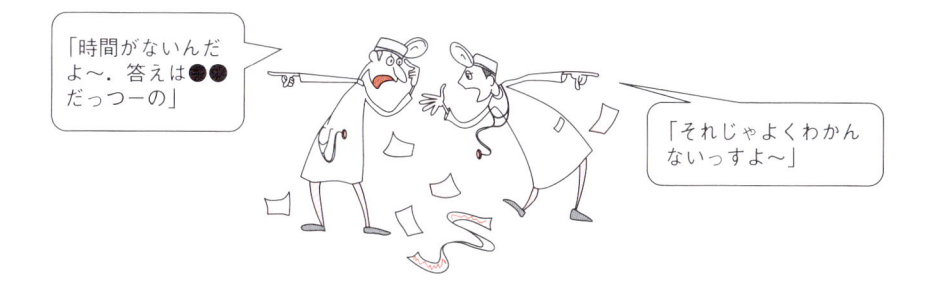

・答えを即教えても，未来に続かない…
・思考過程を聞くことで修正可能！
・いい体験は身に残る
・簡潔にしないと長続きしない

「時間がないんだよ～．答えは●●だっつーの」

「それじゃよくわかんないっすよ～」

① 指導・業務

アプローチはいただけない．人格を否定するような指導は指導とはよばない．今後はこうしましょうと指導するべし．否定的（negative）ではなく，建設的（constructive）な指導を．

ステップ⑤　一般原則を教える

同じ疾患や同じような症候で来院するほかの症例にも適応できるような指導内容を簡潔に盛り込む．講義ではないので，ここで長々と話す必要はない．外来の時間の余裕があれば，じっくり話すのもいいが，記憶に残るのはそんなに多くはない．もっとも伝えたいことを，外来では簡潔に指導するのがコツである．

もし時間が許せば，次に同じ症例に当たったら，何を勉強しておけばよいか？　資料や文献を渡す．○○を調べてくださいなどの具体的なリソースを提示してアドバイスすれば，6番目のステップまでいける（6 microskills）．

忙しい外来での 5 microskills 指導法

① 1) 結論は？⇒ 2) 根拠は？⇒ 3) positive feedback ⇒ 4) constructive feedback ⇒ 5) 一般原則
② 答えを先に言うのではなく，どうしてそう考えたのか，思考過程を聞くのが大事
③ いい体験は記憶に残る

読んでナットク！　必読のエビデンス＆レビュー

1) Neher, J. O. et al.: The one-minute preceptor : shaping the teaching conversation. Fam. Med., 35 : 391-393, 2003
⇒ http://www.stfm.org/fmhub/fm2003/jun03/stevens.pdf からダウンロードできる．

① 指導・業務

卒後10年　小児科医

24 人にはそれぞれ事情があるもの
患者さんへの共感

　先日，研修医が小児の母親と険悪なムードになったと，看護師から聞かされました．

　微熱と鼻水を主訴に6歳の子供を連れて母親が夜10時に来院しました．救急外来はとても混雑していた後で一息ついたところだったそうです．研修医が診察をしたところ，子供は「別につらくない」とつっけんどんで，もう眠そうにしているだけで，無茶苦茶元気だったそうです．あまりに元気なので，「ほかの患者さんはきちんとルールを守っているんだから，これぐらいならきちんと日中の外来に来てくださいよ．いい加減にしてくださいよ」といきなり母親を叱ってしまいましたが，それでも母親は申し訳なさそうに，「すみません」を連発していたそうです．帰りがけに，母親が看護師に「やっぱり夜に来るものじゃないですね．すみません．私も大丈夫だと思うのですが，姑が今日中に医者に診せないとダメだというもので，今連れて来てしまったんです．すみません」と，言っていたそうです．看護師が「そうですか…，大変ですね．でも困ったらいつでもいらしてください」と言うと，母親は「いいえ，あんなに（医者に）怒られるぐらいなら絶対に我慢して違うかかりつけの優しい先生に診てもらいたいです」とポツリと言ったそうです．研修医としてはそれほど臨床能力は悪くないのですが，ちょっと態度に問題があります．何かアドバイスをください．

Answer　確かに救急には本当の救急からコンビニ感覚の軽症まで多く来て，閉口させられることもあるね．本当の重症患者のために診察までの時間短縮が必要であり，やはり軽症は一般ルールに見習って日中来院するのがスジというものだろう．「待たなくて済むから救急へ」なんて臆面もなく言う人もいて，思わず苦笑してしまう．こういう場合は怒っちゃいけない．**一緒に笑い飛ばすに限る**．ハッハッハーと一緒に笑うと怒りも飛んでしまう．私など午前1時過ぎに来院する患者さんには，明るくさわやかに「おはようございますっ」ってなもんで挨拶しちゃう．夜中に患者さんがやってきたと思うのではなく，早起きの人がやってきたと思うと意外に頭にこないものだ．なかには本当に早起きの人もいて感動すら覚えることもある．

はてさて，これは何が悪いのだろう？ 常々悩んでしまう．自分たち医者はどうだろうか？ 風邪を引いたら一般人のように仕事を休んで一般外来を受診し，何時間も外来で順番を待つだろうか？「自分は医者だから早く対処できるよ，普通は待つのが当然」なんて医者の特権を振りかざして，日中同じように一生懸命働いている一般の人の生活をあまりに軽視した発言をしてはいないだろうか？ この対処法として私にもいい答えがないが，少なくとも生活リズムを考慮したうえでの需要と供給のバランスがとられていないこと，つまりシステムに問題があるのだと考える．医療者が悪いのでも患者さんが悪いのでもない．したがって，医療者が患者さんにつらく当たってはいけない．

確かに救急外来を乱用する人も多い．健康診断を公立病院の忙しい休日の救急外来でやってもらえと指示した役人までいたという話もある．病人の付き添いをしている人が，鼻風邪（発熱なし）が気になるからついでに診てほしいと病棟で相談し，病棟の看護師がそれなら救急外来に行けば待たなくていいとアドバイスし，朝5時に受診したという話もある．3日前の追突交通事故でなんとなく首が痛いと飲みに行った帰りに夜中の2時に救急外来を堂々と受診する人もいる．2週間前の打撲を主訴に真夜中に…など枚挙に暇がない．医療者のマナーやシステムだけが槍玉に上げられるのは腑に落ちず，患者さんのマナーもメディアはきちんと取り上げる必要はあるだろう．しかし，患者さん，医療者，どちらにおいても常識のない人を非難してもはじまらない．

でもよくよく聞けば納得のいく理由をもつ人（いわゆる「ワケあり」）も多い．この症例のように，姑が厳しく，自分の意思とは無関係に子供を連れてこざるを得ない場合もある．軽症だとわかっていてもとにかく病院へ行ったという事実こそが，この母親を姑から助けることになるのである．同様に，虐待されている女性が不眠を主訴に夜中に救急外来を受診してくることもあり，救急外来が弱い者の駆け込み寺になっていることもあることを認識しなければならない．

救急らしくない主訴で来院した場合には，相手に事情を聞けばよい．相手の診断を聞けばよい．相手の心配事を聞けばよい．自分の家族ならどうするか考えればよい．納得のいく話が聞ければ優しくしやすい．一方，患

者さんによっては詳細を語りたくない人もいる．それを解決するには，いちいち理由を聞かなくてもすべての患者さんに優しくすればいいだけのことである．口で言うのは簡単であるが，実行に移すのは難しいこともあり，経験がいる．医療者は自分のストレスに敏感になり，ストレスが多いときほど，患者さんに優しくするように意識する必要がある．この研修医のように診察をはじめる前から患者さんをたしなめているようでは，到底良好な医師 - 患者関係は生まれてこない．ましてや本当に悪い疾病が隠れていた場合には目も当てられない．医療事故は疲れているときに起こりやすいもの．**どうせ治療をするのは一緒だから気分よく診察することで，思いもかけない感謝をもらってこちらもよかったぁと思えるようになりたい．**

考えてもみてほしい．寒い日の夜，はじめての病院に来院し，駐車場をやっと見つけて時間外の救急へ．受付を終えて，じっと我慢のこと1〜2時間．やっと医者に会えたと思ったら，「どうしてこんなに軽いのに夜に救急へ来るんだぁ？」なんて言われたら，どう思うだろう？ 重症度がわかっていれば，みんな医者になってるってか？ 医者と患者さんの心の開きは，研修医時代ほど大きいと考えられている．やっぱり研修医は慢性疲労症候群だからね．医者の64％は温かくない，医者の72％は十分な時間を割いてくれないと患者さんは感じていると報告されている[1]．Seabergらは，25人の研修医に一般患者にまぎれて患者さんを装い，救急室受診を疑似体験してみるというプログラムをつくり，研修医がより患者さんに対する共感をもつようになったと報告している[2]．ウイリアムハート主演の『ドク

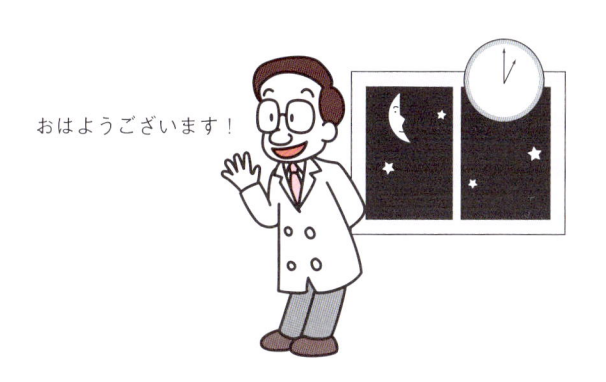

ター』も高慢な医者が，自分が病気になったことで患者さんに優しい医者になったという筋書きだが，最後に研修医に ICU 入院体験実習を課していたっけ…．でも ICU を教育の場に使えるほど，ICU が暇な病院もなかなかないけどね．相手の立場になって考えるのはやはり大事であり，このことを研修医にしっかりと教えていく工夫が必要だね．

救急は「共感」力が試される

① 人それぞれいろんな事情があって救急を受診してくることに理解を示せ
② 真夜中の患者さんには明るくさわやかに「おはようございます！」と挨拶すれば心のモヤモヤも吹っ飛ぶ
③ 研修医に患者さんの追体験をさせるのも一考

読んでナットク！ 必読のエビデンス＆レビュー

1) Adams. J. et al.：Professionalism in emergency medicine. SAEM ethics committee. Acad. Emerg. Med., 5：1193-1199, 1998
2) Seaberg, D. C. et al.：Teaching patient empathy：The ED visit program. Acad. Emerg. Med., 7：1433-1436, 2000
3) Hobgood, C. D. et al.：Assessment of communication and interpersonal skills competencies. Acad. Emerg. Med., 9：1257-1269, 2002
   ⇒卒後教育の一貫として，医師 - 患者関係を築くためのコミュニケーションスキルの指針（本文引用なし）．
4) http://www.acgme.org/outcome/assess/landC_Index.asp
   ⇒ACGME（Accreditation Council for Graduate Medical Education）のホームページ．コミュニケーションスキルの評価表がいろいろ掲載されている．実際の患者さんや模擬患者さん，指導医などが評価する．でもチェック表では話し方や温かさ，話の展開のうまさは伝わらないんだけどなぁ（本文引用なし）．

① 指導・業務

卒後9年　内科医

25 身だしなみ・服装は誰のため？
患者さんの好む医師像とは？

　最近の若い先生にはジャニーズも真っ青な色男がいるのはいいのですが，なかには金ピカの金髪で長髪の研修医がいます．非常にまじめに勉強もして，診療も熱心で，気心の知れた関係になるといい奴だと皆が言います．しかし，初対面の患者さん，特に高齢患者には受けが悪く，「あのぉ，私は医者に診てもらえないんですか」などと聞かれる有様です．しかし，本人のポリシーは確固たるものがあり，髪を黒くして短くするように言ってもまったく聞き入れません．付き合えばいい男ですが，このままでは不安に思います．どう指導していけばいいのでしょうか？

Answer　医療の現場の医師の力量とは何か？ 技術，知識，そして態度と言われる．態度と一口に言っても，服装，話し方，姿勢，視線などいろいろなものがある．でも実は診察がはじまる前から，医師－患者関係の勝負ははじまっているんだよね．患者さんは医療現場で安心をまず求めるものだ．「人間，みてくれではない」というのは本当だが，「人間，みてくれ」で最初の先入観は決まってしまう．救急現場では，どんなに正しい医療を行っても必ずしも良好な結果にならないことも多く，反対に医療ミスを起こそうものなら，最初からネガティブな先入観をもたれることになり，患者さんや患者さん家族からの逆襲は想像をはるかに超えることになってしまう可能性がある．人は見た目が9割，ボディランゲージが9割なんてことを言われることもあるが，あながちウソではない．患者さんそのものが全員好意をもってくるわけでもないのに，いきなり安心できない環境を提供したらどうだろう．

　服装や身だしなみは，自分のためではない．患者さんのためにあることを認識しないと，プロフェッショナルとしては失格である．

　マレーシアの病院に日本人患者が受診したがらないという苦情が寄せられたが，実はカジュアルな服装がもとでその医療技術の質そのものを患者さんが疑ったことが原因という．医療者の服装で技術まで不安になるとい

う患者さんの心理を反映している．日本人は特にカジュアルな服装の医者には慣れていないということだろう．

　髪はコンプレックスの現れであるとも言える．今どきの若者，イケてる若者，芸術家にみせたいなどいろいろな思惑があるだろうが，結局自分にないものを外見でそれらしく繕う演出があるとも言える．質問の研修医は，医者らしくみせるというより，金髪長髪でコンプレックスを隠すことで「イケてる若者」を演出する方に価値を置いているというだけのこと．私生活において，人は自由であり文句を言うところではない．しかし，医療は患者さんを相手にしているのであり，プロとしての自覚は必要だ．仕事場では清潔な髪型のかつらでもつければいい．

　白衣高血圧などという言葉があるが，白衣そのものが威厳と威嚇をもってしまうため，最近では私服での診察も推奨されている．特に小児科はそうしているね．Lill らによるとニュージーランドでは，セミフォーマル＞白衣＞フォーマル＞ジーンズ＞カジュアルの順に患者さんに人気があったと報告している[1]．セミフォーマルに笑顔があれば最高！ってなものらしい．私服といえど，カジュアルでなく，セミフォーマルの方がいいということ．顔のピアスや，ジーンズ，半ズボンは人気がない．長袖，長ズボンがよく，ボサボサ頭，サンダル，Tシャツ，染めた髪，厚化粧，ランニングシャツは人気がない．長髪でも後ろで結っているのは悪い印象はないと

表●身だしなみの推奨例

- 襟や袖の汚れたワイシャツを着ない
- ネクタイをつけるときはきちんと結ぶ
- 白衣は汚れに注意し，ボタンをすべてかける
- 白衣から出るズボンや履物にも気を使う
- アクセサリーは，勤務のときは原則として身につけない
- 髪は，医師にふさわしい髪型にする
- 真っ赤な口紅や，どぎついアイメイク，派手なマニキュアは，印象を悪くする
- アイシャドーは医師の化粧として不向き
- キラキラしたイヤリングやネックレスは不向き
- 白衣からのぞく胸もとにも注意
- スリッパ，つっかけ類は禁止
- ネームプレートは所定の位置にまっすぐつける

報告している．お国柄も反映されるので，日本にそのまま適応できるわけではないかも．やはり高齢者はよりフォーマルな服装を好むという．日本では，男性医師は長髪やポニーテール，開襟シャツなどは避け，フォーマルな服装が好まれ，少なくとも 25 ％の患者さんは，医師の服装や髪型はごく普通の形がよく，男性医師のオーデコロンは NG という．

　日本医学教育研究学会が編集した『医師のマナー』という本があるが，身だしなみとして，表のように推奨している．

　では緑色の術衣はどうか？　それに関するスタディは見当たらなかった．血液を見続けることで，白い壁を見ると赤の補色である緑が見えてくるので，術衣は緑色になったとも言われている．一般の人には，典型的な医師の服装であるとはいえ，威圧的に映る可能性があるのは否めない．

　結局，清潔な服装で，ステレオタイプな医師の服装が好まれるということ．患者さんの年代によっても医師の服装の自由度が広がるのは間違いないが，すべての患者さんを相手にする医師は共通に好印象を与える服装に徹することがプロフェッショナルとしての心得だろう．患者さんに安心感を与えようという心意気が医師にはほしいよね．患者さんとの遭遇のスタート時につまずいてしまうと，医療ミスしたときのしっぺ返しは大きいものになってしまうかもねぇ．何事も最初が肝心ってか？

好印象は身だしなみから

① 医療面接のスタートラインでまず悪印象を与える服装はしない
② 服装や身だしなみは自分のためではない，患者さんのためにするというプロ意識を教えよう

読んでナットク！　必読のエビデンス＆レビュー

1) Lill, M. M. et al.： Judging a book by its cover ： descriptive survey of patients' preferences for doctors' appearance and mode of address. BMJ, 331 ： 1524-1527, 2005
2) 斉藤清二：「医師と患者のコミュニケーション」日医総研 http://www.jmari.med.or.jp/research/book.html
⇒実際に役立つような面接技法の応用をわかりやすくまとめている（本文引用なし）．

① 指導・業務

卒後 8 年　整形外科医

26 上司とうまくいかなくて困った
上司との人間関係を克服する

　臨床研修医はローテーションで一時的に回ってくるだけなのでいいのですが，後期研修医の獲得が今後の専門科の生き残りに関係してくるので，上司がとにかく甘い汁を吸わせようとしています．医者の生活はそんなものじゃないと思う私とは意見がなかなか合いません．そのわりに研修医の指導は私に押しつけて，自分から教えようとはしません．ガッツのある研修医の相手はいいのですが，やる気のない上司に挟まれて，やる気のない研修医を教えるのは苦痛でしかありません．こんなジレンマは多いようにも思いますが，いい対処法はありますか？

Answer　親は子供を選べても，子供は親を選べない．しかし，職場は自分で選ぶことができる．職場の問題は，結局は上司次第で，いい方向にも悪い方向にも向いてしまうのはしかたがないことかもね．ただ上司からすれば，100人医者がいれば，100通りの考え方をするので，みんなが100％満足する答えを出すのも無理な話だ．人間関係は一番のストレスの源になるが，簡単に答えが出ないので難しいのも現実だね．

● 自分の行動に責任をもつ

　上司の行動は残念ながらコントロールできない．ただ，自分の行動はなんと100％自分でコントロールできるのだ．自分の選択の元に行動することで，責任をもつことができる．自分の行動に責任をもつことができれば，どんな上司だろうが関係ない．ケセラセラ．焦点を上司ではなく，仕事に絞るべし．

● 「No」という

　難しいことだが，あくまで患者さんのケアを中心にきちんと行動していれば医者としては問題ない．ストレスにさいなまれて潰れるよりは，自分を守って，自分自身を管理することが大事．必要なときにはNOと言う．

ただし顔を引きつらせて，あたかも敵対するように言わない．「もう降参だ」と白旗を揚げて，NO と言うほうがマイルド．自分のプライドなんて，宇宙の上から見れば，さてどれくらいのものか？ 時にへりくだってもあなたの価値は変わらない．信念を曲げて Yes-man/woman になると命をすり減らしてしまう．どんなに信念を曲げて上司にこびへつらいでも，将来のあなたの人生を上司は面倒見てくれない．Who cares ? の精神も大事だ．あなたが仕事をやめても世の中は転覆したりしない．状況が耐え難いときにはやめればいいだけのこと．医者はどこでも医者ができるのが強みだ．

● 周囲の人を味方につける

あなたの行動が本当に正しければ，周囲の人は味方になってくれる．慰めてくれる人がいるだけで，不条理なことも耐えられる．周囲の人が味方してくれないなら，素直に自分の考え方が間違っていないか再確認してみる必要がある．常に自分が正しいとは限らないと考える柔軟性も必要だね．もし相談するなら，病院外の人に相談すべき．同じ病院内で愚痴をこぼせば，必ず誰かチクる人がいる．壁に耳あり，障子に目あり．

● 愚痴をこぼさない

愚痴をこぼすのはやめよう．愚痴はあなたの人生をつまらないものにする．ため息もつく回数だけ幸せが遠ざかる．どうしてもため息をついてしまったら，「あぁ，ため息をつくと幸せが遠ざかるぅ」と自虐的に意識してみるのもよい．自分の今までの成果をまとめて，自分を褒める癖をつける．ハッピー思考が大事．

● 時間が解決してくれる

上司は自分より早くいなくなるのが自然の摂理．古い頭はそう簡単には変わらない．むしろ自分より下の若い医者を一生懸命教えて，若い世代の人がより多く自分の姿勢に同調してくれるような努力をする方が実際的だ．若い人を味方につけると，気分も若返って元気になれる．未来志向が大事．

● 必殺チューリップの術[1]

　理不尽な叱られ方，いびられ方をした場合は，上司の頭に想像上のチューリップを咲かせてみよう．ホラ，悔しくて泣きたい気持ちがやわらぐでしょ？　ただし噴き出して笑い出してはいけない．笑った理由を説明するのはもっと大変じゃないか？　客観的にものを見れると，ものが見えることがある．人格障害の上司，離婚寸前でストレスがたまっている上司，などなどいろいろなストレスを上司も抱えていることだってあるのが見えてくる．

● 思いつめない．気分転換をする

　人生は仕事だけではない．家庭や趣味も充実させる必要がある．人生は短いのだ．自分のコントロール可能なところで幸せを見出すことができれば，仕事場のストレスも軽減できる．アリの縄張り争いを，人間が気にかけますか？　世界は広い．思いつめそうなときは視野を広くもとう．

人間関係で困ったら

① 自分のコントロールできる仕事に専念する
② NOと言える技を身につける
③ 愚痴をこぼさない
④ 若い人を味方につける
⑤ 必殺チューリップの術で分析してみると見えてくるものがある
⑥ 世界は広いことを認識しよう

読んでナットク！　必読のエビデンス＆レビュー

1) 林 寛之．Dr.林の当直裏御法度，三輪書店，2006
　⇒必殺チューリップの術などストレスの多い場面の対応術もいろいろ解説．
2) 『ポータブル・コーチ2』（トマスレナード/編，コーチトゥエンティワン/監訳），ディスカバー，2002
　⇒コーチングのビジネス書．医者の世界よりビジネスの世界の方がもっとストレスがありそうに思えるけど．医者は結局一国一城の主だもんね（本文引用なし）．

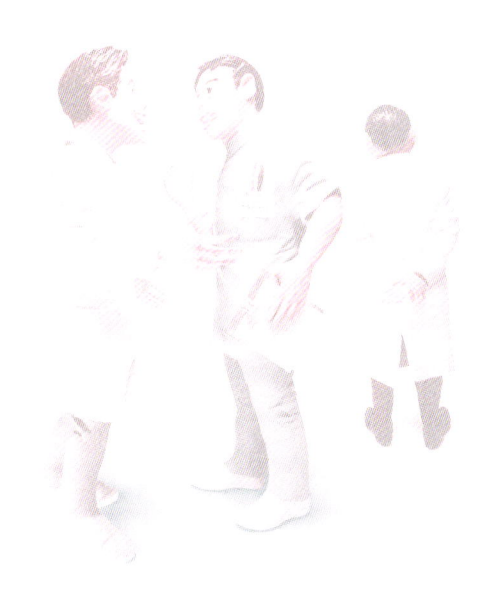

②臨床Tips
Q27〜Q51

② 臨床 Tips

卒後 6 年　内科医

27 アルブミン神話のウソ・ホント
アルブミン浪費大国日本

ICU や麻酔科を終えて内科にローテートしてきた研修医が決まって口にするのが，「(栄養状態の悪い患者さんに対し) アルブミンを投与しないのですか？」というものです．よくよく聞くと，ICU や麻酔科では当たり前のように連日投与しているようです．アルブミンは高価な薬ですから安易に投与すべきでないと思いますし，投与したところで本当に栄養状態を改善するのでしょうか？

Answer　アルブミン製剤は，善意の献血から得られた血漿をプールし，冷エタノール法分画によって製造されるタンパク製剤で，大変な貴重品だ．昔から日本は「アルブミン浪費大国」として世界から批判され，お上が「適正使用基準」を作成してもなかなか不適切使用は減らず，現在も使用量の75％を輸入に頼っているのが現状だ．若い研修医にアルブミン製剤使用のDo (?) & Don't を整理しておいて適性使用になるように指導しよう (表).

　注意するべきは，アルブミン使用の適応となっている病態においても，必ずしもアルブミン使用で生命予後が改善するというエビデンスが示されているわけではないということ[1]．もっと注意しなければいけないのは，純粋無垢な研修医が麻酔科の偉い大先生に「アルブミンを使うのは間違っていますね」と安易に進言してしまうことだ．そんな事件が起こってしまったら，あなたは明日から麻酔科医の冷た〜い視線を背中に感じて働かなければならない．研修医たちには「麻酔科の先生は，決して栄養状態の改善のためにアルブミン製剤を使用しているわけではないと思うよ．なぜアルブミン製剤を使用しているかをよく考えてみようね」と指導しておくのがよいでしょう．

表 アルブミン製剤 Do（?）& Don't

Don't　こんな使用は大間違い！
× ネフローゼ症候群による慢性低アルブミン血症 　⇒アルブミン投与でステロイド抵抗性出現のリスク
× 肝硬変による慢性低アルブミン血症 　⇒アルブミンを投与してもほとんど血管外へ漏出してしまう．アルブミン分解が促進
× タンパク質源としての栄養補給 　⇒アルブミン製剤には必須アミノ酸がほとんど含まれておらず，栄養補給の意義はあまりない！
× 脳虚血発作やくも膜下出血後の血管攣縮に対する予防投与 　⇒医学的根拠なし
× 単なる血清アルブミン濃度の維持 　⇒生命予後改善の根拠なし
Do（?）こんな場合はアルブミン製剤の使用も考慮 （ただし明確な有効性は不明）
○ 膠質浸透圧の改善（高張アルブミン製剤を使用） 　例）難治性腹水を伴う肝硬変，大量（4ℓ以上）の腹水穿刺時 　　　難治性の浮腫・肺水腫を伴うネフローゼ症候群 　　　低タンパク血症に起因する重篤な浮腫・肺水腫
○ 循環血漿量の改善（等張アルブミン製剤を使用） 　例）重症熱傷（重症熱傷24時間以降） 　　　血行動態が不安定な血液透析時

読んでナットク！ 必読のエビデンス＆レビュー

1) Finfer, S. et al.: A comparison of albumin and saline for fluid resuscitation in the intensive care unit. N. Engl. J. Med., 350 : 2247-2256, 2004

②臨床 Tips

卒後 5 年　循環器内科医

28 EBM の主役 ACE 阻害薬，やっかいな副作用を予測しよう？

ACE 阻害薬の空咳予測

循環器内科で研修をはじめた 3 年目の研修医から，「冠動脈疾患・心不全・糖尿病などの患者さんに ACE 阻害薬を処方すると，結構な頻度で空咳の副作用が出現しますよね．それならば，アンギオテンシン II 受容体拮抗薬（ARB）を最初から処方した方が患者さんのためによいのではないですか？ 最近は ARB も ACE 阻害薬と同じくエビデンスが蓄積されてきたことですから…」と質問を受けました．確かに，ARB に変更すると空咳は改善するのですが，今度は「薬代が高くなった！」と苦情を言う患者さんもいるので，最初から ARB を処方するのにもためらいがあります．あらかじめ空咳の副作用出現の危険を予測できれば，ハイリスクの患者さんに限って ARB を最初から処方することができると思うのですが，何かよい予測方法はないでしょうか？

Answer　「患者さんになるべく副作用の少ない薬剤を処方しよう」と考える研修医の気持ちは評価に値するよね．確かに研修医が言うように，ARB も冠動脈疾患・心不全・糖尿病性腎症などの二次予防や進行予防に関してエビデンスが蓄積されてきたんだけど，ACE 阻害薬に比べて高価な薬であることは認識しておく必要がある．同じ効果であれば，なるべく安価な薬剤を処方してあげたいのが，人の情．患者さんの副作用に配慮できる研修医も優秀だが，副作用に加えて患者さんの財布の事情にも配慮できるあなたはさすが上級医！ 自分の財布を温めようと思わないのも医者の倫理として大事だなぁ．

しかし，ACE 阻害薬による空咳出現の頻度は 5〜25％と高く，血管浮腫（拙著『日常診療のよろずお助け Q&A100』Q80 を見てください）のように致命的になることは少ないけれど，いったん出現すると結構長引いてツライ思いをする患者さんも多いので，出現のリスクを検討しておくことが大切だ．空咳出現を予測する因子として，**高齢（60 歳以上），女性，ACE 阻害薬内服歴（－），ACE 阻害薬で空咳の既往（＋）** などが危険因子で，

とくに日本人のような東アジア系人種には多いと報告されているんだ[1]．

これを考慮すると「日本人の高齢女性ではじめての ACE 阻害薬内服」は空咳出現の危険が高いので，十分に副作用を説明し ACE 阻害薬を処方する．あるいは，患者さんがコスト面で納得し希望するのであれば最初から ARB を処方することも考慮してもよいかもしれない．

研修医には，エビデンス（有効性）だけでなく，副作用やコストも検討して薬剤を選択する姿勢を強調したいものです．

ACE か ARB か，それが問題だ

① ACE 阻害薬の空咳出現リスク
- 高齢者（60 歳以上）
- 女性
- はじめての内服
- ACE 阻害薬で空咳の既往あり

② よく処方する薬剤（EBM の主役）の副作用を熟知しよう!!

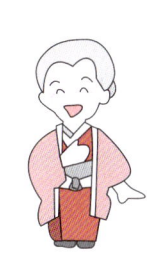

読んでナットク！ 必読のエビデンス＆レビュー

1) Morimoto, T. et al.：Development and validation of a clinical prediction rule for angiotensin-converting enzyme inhibitor induced cough. J. Gen. Intern. Med., 19：684-691, 2004

+ ② 臨床 Tips +

卒後4年　循環器内科医

29 中心静脈圧を推定するには
従来の身体診察にエコーを活用すると効果抜群

　ショックの患者さんや，尿量が低下した患者さんの初期治療で輸液量を決定するときに「中心静脈圧（CVP）がわかったらいいのになー」と思うことが多々あります．でも，全例に中心静脈ラインを挿入するのもやり過ぎっていう気がしますし…．教科書を読むと「胸骨切痕（Louis 角）から 45 度座位で右内頸静脈拍動の最上点の高さに 5 cm 加えたら CVP を推定できる」と書いてあるのですが，外頸静脈ならともかく内頸静脈の拍動なんてなかなか観察できません．こんなの見えるなんて誰が言ったのでしょうか？　まだまだ修行が足りないことはわかっていますが，CVP を簡便に推定するのにほかによい方法はありませんか？

Answer　確かに日常診療で，CVP（central venous pressure）を推定できると治療方針の決定に役に立つことが多い．研修医の前で，教科書に書いてあるように颯爽と内頸静脈拍動の最高点を観察して CVP を推察できるとカッコいいけれど，拍動を視診で確認するのはベテラン医師でも確かに難しいですね．でもこれは決してあなたの技術不足だけが原因じゃない．**高度の肥満の人は観察が難しいし，たった 20 % 程度しか正しく内頸静脈拍動の最高点を同定できなかったという報告もある**くらいだから．

　中心静脈ラインを確保するときにエコーを活用すると成功率が上がると言われているけれど（詳しくは『日常診療のよろずお助け Q & A 100』Q86 を見てね），このエコーは CVP を推定するのにも有効な武器となるんだ[1]．方法は以下のとおり．

　① まず患者さんに仰臥位になってもらって，7.5MHz のプローベを用いて短軸像（横断面）で右内頸静脈を同定する（内頸静脈は胸鎖乳突筋の下，頸動脈の前側方にあってエコーをあてると簡単に見つかるよ．動脈と区別がつかなくなったら，プローブで軽く圧迫してみて，潰れるのが内頸静脈だ）．なぜ右側の内頸静脈なのかって？　右内頸静脈は解剖学的に真っすぐ上大静脈に流入するから左内頸静脈や外頸静脈よりも正確に CVP を反映するんだ．

② 仰臥位で内頸静脈を同定したら，短軸像から 90 度プローベを回転させて長軸像で内頸静脈を描出する．
③ その後，患者さんを 45 度座位にし，内頸静脈が虚脱する点を見つける．Louis 角からこの点の高さ（垂直距離）を測り 5 cm 足すと CVP が推定できるんだ．
※ 内頸静脈の怒張が高度で 45 度座位では虚脱が観察できない場合は，非常に CVP が上昇している証拠で，20cm H_2O 以上と推察できる．
※ 仰臥位で内頸静脈が虚脱しているときは，非常に CVP が低下している証拠で 0cm H_2O 以下と推察できる．

エコーは身体診察では内頸静脈怒張が同定できないような呼吸困難患者の診断にも大変有効であるという報告もあり[2]，侵襲性も低い手技だから試みる価値はある．偉大な諸先輩が発見した身体診察技法も「難しいから，私の手に負えない」とあきらめずに，ハイテク検査とうまく組み合わせれば，日常診療の強い味方になるね．

中心静脈圧の予測法

① 中心静脈圧を推定できると日常診療に役に立つ
② エコーで右内頸静脈を描出し，45 度座位で内頸静脈が虚脱する点と Louis 角との高さを測れ（5cm プラスで CVP が推定できる）

読んでナットク！ 必読のエビデンス＆レビュー

1) Lipton, B.：Estimation of central venous pressure by ultrasound of the internal jugular vein. Am. J. Emerg. Med., 18：432-434, 2000
2) Jang, T et al.：Ultrasonography of the internal jugular vein in patients with dyspnea without jugular venous distention on physical examination. Ann. Emerg. Med., 44：160-168, 2004

② 臨床 Tips

卒後 3 年　内科医

30 緊急性がない高血圧なんだけどねぇ…
高血圧非緊急症⁉ のトリアージ

　救急外来を受診した患者さんにナースや研修医がバイタルサインを測定するのですが，少しでも血圧が高値だと「先生，血圧が 180/90mmHg もあります!! 何か薬を使いましょうか」と報告を受けることがよくあります．緊急に降圧が必要な病態でないことが多く，後日の内科外来受診でよいことを説明してもなかなか納得してもらえず，「何もせずに放っておいていいんですか？」と怪訝な顔をされてしまい，そのやりとりを聞いていた患者さんも「こんな血圧が高いままで大丈夫でしょうか？」と言い出す始末で，事態を収拾するのにひと苦労です．緊急性のない高血圧患者に ER ではどのように対応すればよいでしょうか？

Answer　日本に高血圧治療の重要性が普及しているのは素晴らしいんだけど，その反面，1 回測定した血圧が高かっただけでもすぐに降圧しなければならない衝動に駆られる「高血圧恐怖症」の医師やナースがいるのも事実だよね．お上が「心筋梗塞や脳梗塞発症の危険があるから」と短時間作用型ニフェジピンの舌下投与を止めるように警告を何回も出しているのに，未だに根絶できないのは，この誤った「高血圧恐怖症」のせいじゃないかな．

　ER で緊急に降圧が必要なのは，おっしゃるとおり，収縮期血圧（BPs）≧ 180mmHg and/or 拡張期血圧（BPd）≧ 110mmHg で重篤な臓器障害を及ぼしている場合（くも膜下出血，子癇発作，急性心不全，腎機能障害，高血圧性脳症など）だよね．Joint National Committee VI においても，BPs 160 〜 179 mmHg and/or BPd 100 〜 109 は，危険度は低く，1 ヶ月以内にかかりつけ医に行けばよく，BPs ≧ 180 mmHg and/or BPd ≧ 110 mmHg で無症状なら 1 週間以内にかかりつけ医に行けばよいと推奨している[1]．無症状の場合は血圧が高くても頼むから降圧するのはやめてくれという論文もある[2]．また無症状であっても，BPs が 220 mmHg 以上，BPd が 130 mmHg 以上の場合は，降圧を考慮すべきだろう．実は無症状な高血圧に急速降圧をしたからといってよい結果になったというエビデンスはないんだけどねぇ…．むしろ急速降圧で副作用が出たという報告の方

が多い．フォローアップが必要なのは間違いない．無症状で，BPs＜200 mmHg または BPd＜130 mmHg の場合には緊急に血圧を下げる必要はなく，むしろ血圧を上げている原因を探すべきだ．患者さんには，「人間の体っていうのは，ストレスなどを受けたり疲れると，頑張るホルモンが出て，血圧を上げるようにできているんです．むしろ血圧がそこそこ高いのはストレスに対する正常な反応であって，血圧を上げる原因をつきとめてそれを治さなければならず，体が悲鳴を上げていることに耳を傾けなければならないことがあるんですよ」と説明する．そうすると，「実は法事でここ数日寝ていない」とか，「実は息子夫婦とケンカして…」とか，患者さんが自分のストレスを明かしてくれることがある．

　血圧が高いときに頓用で飲むニフェジピンなどの短時間作用型の降圧薬などは，一時的に血圧を下げても薬効が切れれば再び血圧は上がってくるだけで，意味がない．むしろ予想外に急激な血圧低下をきたす場合もあり，舌下投与は禁忌だ．降圧は3～4週間かけてゆっくりじっくり下げていき，血圧をビンビン上下に変動させるものではない．**緊急での経口の降圧薬は10～20％は失敗し，効果を調節しづらく，効き過ぎたときに後戻りしづらいという欠点がある**．むしろ患者さんは不安やストレスから交感神経が緊張し，血圧が上がっている場合が多く，ジアゼパムで十分効果があり，こちらの方がよほど理にかなっている[2]．患者さんも「ストレスが強い」「心配性だ」と，自ら認めていることもあり，抗不安薬の方を承知してくれることが多い．ただし臓器障害を伴わない高血圧を治療する意味があるかというエビデンスは乏しい．

　疼痛や不安などが原因で一過性に血圧が上昇していると考えられる場合は，時間を空けて再度測定することが大切だ．診断学の教科書に書いてあるように，5分間安静にして測定するとERで最初に測定した血圧よりもSBP，DBPとも10 mmHg 以上低下していた報告もあるんだ[3]．ゆっくり時間をかけて息を吐くように深呼吸すると血圧は下がっていくものだ．

　ほかに，ERで使用している機器の性質として，**自動血圧計による血圧測定では聴診による血圧測定よりもBPsが高く測定される**という性質を知っておくと便利だ[1]（ちなみに自動血圧計で実際の血圧よりも高く測定される傾向は，ショック状態のときにはさらに顕著になるという報告もあ

るから，ショック時の評価でも自動血圧計は要注意だよ[4]）．

　今回の症例のように ER で最初に血圧が高いが緊急性は認めない場合は，しばらく安静にして聴診法で測定して評価することが大切だ[5]．そこで血圧が低下していれば患者さんも安心するだろう．しかし，安静後に測定した血圧が高血圧（140/90 mmHg 以上）であった場合は，その後も高血圧症を呈するリスクが高いので[6,7]，「この程度の血圧なら大丈夫」と軽く扱うのではなく，「現時点で緊急に血圧を下げる必要はありませんが，時間をかけて高血圧症の治療を行う必要があるかもしれないので，早い時期に内科外来を受診してください」とその後の外来受診の必要性も伝えることが大切だ．ER 受診が慢性疾患の治療教育の第一歩になることも多いんだ．

　安静にしても非常に高度な高血圧（明確な基準はないが，BPs ＞ 180 mmHg もしくは BPd ＞ 110 mmHg が目安）が改善しない場合で，降圧薬の使用を考慮する場合も，降圧効果がゆっくりの長時間作用の薬剤を選択することが重要だ．基本的に短時間作用型の降圧薬は使用しない．やはり日本人は塩分の摂取が多く，むしろ塩分を控えた病院食を食べるだけで降圧がはかられる人が随分多い．**ER で「一見さん」に降圧薬を処方するよりも，その人の生活史を心得たかかりつけ医が時間をかけて，生活習慣からアドバイスしつつ，オーダーメイドの降圧薬を処方する方がはるかに大事である．**頓服で降圧をはかりたいなら，むしろリラックスさせる抗不安薬を処方する方がより良心的であろう．

ER での高血圧症診療の手順

① 臓器障害のない高血圧はあわてないあわてない
② 機器と測定方法によるトリアージ高血圧ではないか？
③ 安静後にも高血圧の場合は，外来受診をすすめよう（治療の第一歩）
④ 非緊急で降圧薬を使用する場合は，長時間作用型の降圧薬を
⑤ 経口頓服で降圧薬を処方するのはやめるべし！

📖 読んでナットク！ 必読のエビデンス＆レビュー

1) Shayne, P. H. et al.: Severely increased blood pressure in the emergency department. Ann. Emerg. Med., 41 : 513-529, 2003
2) Grossman, E. et al.: Antianxiety Treatment in Patients With Excessive Hypertension. Am. J. Hypertension, 18 : 1174-1177, 2005
3) Gallagher, E. J.: Hypertensive urgencies : Treating the mercury? Ann. Emerg. Med., 41 : 530-531, 2003
4) Cienki, J. J. et al.: The validity of emergency department triage blood pressure measurements. Acad. Emerg. Med., 11 : 237-243, 2004
5) Dieterle, T. et al.: Moderate-to-severe blood pressure elevation at ED entry : hypertension or normotension? Am. J. Emerg. Med., 23 : 474-479, 2005
6) Davis, J. W. et al.: Are automated blood pressure measurements accurate in trauma patients? J. Trauma, 55 : 860-863, 2003
7) Backer, H. D. et al.: Reproducibility of increased blood pressure during an emergency department or urgent care visit. Ann. Emerg. Med., 41 : 507-512, 2003

②臨床 Tips

卒後 5 年　消化器内科医

31 ER での心房細動（Af）のマネージメント

ER でどこまでやる？

当直をしていると，心房細動（Af）で動悸を訴える患者さんを診察することがあります．教科書にはレートコントロールや洞調律への回復などいろいろ書いてあって，使用する薬剤も何やら消化器内科医の自分には使い慣れないものばかりで，いったいどこまで治療すればよいのかよくわかりません．当直では Af に対してどこまで治療できればよいですか？

Answer　ER で Af 治療のときに最初に考えなければならないのは，**Af は患者さんの訴える症状の原因なのか結果なのか？** ということだ．つまり，頻脈性 Af（多くは 150/分以上）が原因で動悸・胸部不快感・心不全などを呈している場合は，レートコントロール（Af のままでもいいから頻脈をとにかく遅くしてやる）やリズムコントロール（正常洞調律への回復）が大切であるし，発熱や左房に負荷がかかる状態（うっ血性心不全の急性増悪）で頻脈性 Af（多くは 150/分未満）になっている場合は，レートコントロールの薬剤よりも原因治療（発熱の原因治療やうっ血改善）が優先される．くれぐれも，ER で Af を診たからといってマニュアル治療に飛びつかないように，**常に Af が症状の原因なのか結果なのかを考えよう**．うっ血性心不全の増悪で Af となった場合に抗不整脈薬を使用すると，心機能低下に拍車をかけて状態はさらに悪化してしまうのだ！

　以前は，心房収縮は心拍出の 40 % 近くをサポートしているので，Af になって心房収縮がなくなると不利であるという理屈や血栓症・塞栓症のリスクが高くなるという理由から，Af の治療はもっぱら洞調律への回復（リズムコントロール）が試みられてきた．しかし，最近では長期的なフォローアップではリズムコントロールもレートコントロール＋抗凝固療法も脳梗塞や心血管イベント発生や死亡率において有意差がないという報告が相次いだ[1)～3)]．つまり Af のままでいいから頻脈を遅くしてや

ることが重要なのだ．脈拍数がいいころ加減に遅くなったのに，正常調律じゃないからと，どんどん薬をつぎ込むのは，心機能を低下させるだけである．

ERにおけるAf治療では，**まず大切なのはレートコントロール**で，これができれば「御の字」，翌日の循環器内科外来受診としても大きな間違いはない．日本のERではレートコントロールにジギタリスやカルシウム拮抗薬がよく用いられるけれど，長期にわたってレートコントロールを達成するにはβ遮断薬を使用した方が（併用でも単剤使用でも）よいとされている[4]．

では，ERで洞調律への回復を試みるのはどんな場合かというと，① Afのために血行動態が悪化している場合（ショック，肺水腫，虚血，心不全，意識障害などの症状がAf tachycardiaのために起こっている場合）と，② 48時間以内に発症のAfで，レートコントロールを図っても胸部の不快感や動悸が持続する場合の2つが考えられる．反対に発症から48時間以上経過してしまった場合には，心房内に血栓ができてしまっていることがあり，血栓溶解をしないで，正常調律に戻してしまうと，ポンと血栓がはがれて…あれれ，脳梗塞になっちゃったなどと，怖い結果になってしまう．

洞調律への回復を試みるとき，電気ショック（カウンターショック）よりも薬剤投与の方が試みられているが，どの薬剤を使用しても成功率はだいたい40％程度で，頻用されるIcやIaといった抗不整脈薬は心抑制の副作用があるんだ．循環器内科医のように経験が豊富でなければ使いづらい薬剤だ．一方，電気ショックは体に電気を流すということで「怖い」イメージが先行して，敬遠されがちだけれど成功率は薬剤より高く，発生する事故も処置時の鎮静に関連するものがほとんどで，使い慣れない薬を怖々使うよりもよほど安全なんだ[5) 6)]．

注意するのは，QRSにしっかり同期しているのを確認すること（T波が増高している誘導ではT波に同期してしまって，VFを誘発する危険があるんだ…[7)]）．ちなみに，電気ショックのときは前胸部と背中に電極を貼る方が成功率が高いという報告もあるから，経皮ペーシングのパッドを用いて試す価値はあるかもしれない[8)]．

Af の治療戦略

① Af は原因？結果？（多くの場合，心拍数 150 が目安）Af の原因（発熱，うっ血性心不全）がある場合は，その治療が大切
② Af 治療の基本はレートコントロール（まずは頻脈を遅くすることに専念すべし）
③ ER で洞調律への回復を試みるべき Af
　① Af のために血行動態が悪化している場合
　② 48 時間以内に発症の Af で，レートコントロールを図っても胸部不快感，動悸が持続する場合

読んでナットク！ 必読のエビデンス＆レビュー

1) Wyse, D. G. et al.: A comparison of rate control and rhythm control in patients with atrial fibrillation. N. Engl. J. Med., 347 : 1825-1833, 2002
2) Van Gelder, I. C. et al.: A comparison of rate control and rhythm control in patients with recurrent persistent atrial fibrillation. N. Engl. J. Med., 347 : 1834-1840, 2002
3) Steinberg, J. S. et al.: Analysis of cause-specific mortality in the Atrial Fibrillation Follow-up Investigation of Rhythm Management (AfFIRM) study. Circulation, 109 : 1973-1980, 2004
4) Olshansky, B. et al.: The Atrial Fibrillation Follow-up Investigation of Rhythm Management (AfFIRM) study : approaches to control rate in atrial fibrillation. J. Am. Coll. Cardiol., 43 : 1201-1208, 2004
5) Burton, J. H. et al.: Electrical cardioversion of emergency department patients with atrial fibrillation. Ann. Emerg. Med., 44 : 20-30, 2004
6) del Arco, C. et al.: Analysis of Current Management of Atrial Fibrillation in the Acute Setting: GEFAUR-1 Study, 46 : 424-430, 2005
7) Xavier, L. C. et al.: Synchronized cardioversion of unstable supraventricular tachycardia resulting in ventricular fibrillation. Ann. Emerg. Med., 44 : 178-180, 2004
8) Kirchhof, P. et al.: Anterior-posterior versus anterior-lateral electrode positions for external cardioversion of atrial fibrillation: a randomised trial. Lancet, 360 : 1275-1279, 2002

②臨床 Tips

卒後5年　内科医

32 鼻出血があれば高血圧が悪い証拠？
鼻血は血圧のせいではありません

先日高血圧で私の外来に通院中の患者さんが鼻出血を起こして，救急外来を受診したそうです．鼻にティッシュを詰めてもなかなか止まらず，結局耳鼻科の先生に鼻のタンポンを挿入してもらったということです．その際に，診察した医者に「血圧をしっかりコントロールしないと，鼻出血にまたなりますよ」と言われたといい，患者さんが心配そうに私に相談に来ました．「やっぱり高血圧があると鼻血が出やすいのかなぁ．それならもっと強力な降圧薬をほしい」と言ってきましたが，私としてはそれなりにいい血圧で落ち着いていると思っています．高血圧といえば，脳血管や心臓，目，腎臓などの end-organ に影響を及ぼしますが，鼻出血にまで関与するとはよくわかりません．本当に高血圧が原因で鼻出血を起こすものなんでしょうか？

Answer　高血圧の治療となると，血圧そのものの降圧をはかるだけでなく，end-organ damage の予防，早期発見，治療が大事になってくる．高血圧緊急症なんて収縮期血圧が 220 mmHg 以上，拡張期血圧が 130 mmHg 以上なら下げようというものが多いが，本当のところ end-organ damage がなければあわてて下げないといけないなんてエビデンスはないのだ．キリンなんてあの長い首にまで血液を送るのだから，血圧が高いのが普通だし，ボディビルディングの選手なんてあの重いバーベルをあげた瞬間なんて血圧が 400 mmHg まで跳ね上がるというから，鍛え上げた人間って素晴らしい！

鼻出血が出ると確かに焦ってしまうが，民間療法の足の裏を叩く，項頸部を叩く，氷で冷やすなどはどれも効かない．ほとんど（約 95 %）の鼻出血はキーゼルバッハの静脈叢からなので，上からしっかり鼻をつまんでしまえば，約 15 分もすれば止血される．鼻根部の固い骨を押さえている間違ったやり方をしている研修医にはしっかりと指導しよう．出血傾向，ワーファリンなどの関与がある場合は，ワセリンガーゼを 3 本ぐらい畳んで挿入しタンポンすれば，まず夜中に耳鼻科をよび出さないといけないことはない．後ろに血液が流れてくる場合はあきらめて耳鼻科をよぶしかない．

A→鼻根部を押さえてはダメ
B→鼻翼を大きくしっかり押さえる

図●鼻出血の正しい止め方

　さて，鼻出血が高血圧の end-organ damage になるかどうかは定かではないが，Neto らは 323 人の高血圧患者を後ろ向き研究している[1]．高血圧の程度と治療が必要になるくらいの鼻出血とでは関連は認められなかった．鼻中隔に大きな血管を有する患者さんと鼻出血の関連は単独で認められたが，高血圧そのものが影響を及ぼしているわけではない．したがって，**鼻出血があったからと言って，頑固な降圧治療が必要になるというわけはなく，また鼻出血をしている患者さんの止血として血圧を下げないといけないというわけではない**．

鼻出血の Myth

① 鼻出血は高血圧の end-organ damage ではない
② 鼻出血の止め方ぐらい研修医に指導できるようになろう

📖 読んでナットク！ 必読のエビデンス＆レビュー

1) Neto, J. F. L. et al.：Is epistaxis evidence of end-organ damage in patients with hypertension? Laryngoscope, 109：1111-1115, 1999

② 臨床 Tips

卒後 7 年　内科医

33　ECG のお荷物って？
aVR だってやるときゃやるぜ

先日，胸痛患者が来院し，研修医が ECG をとったんですが，どうも変だっていって ECG をもってきたんです．aVR の極性が上向きで，これは電極のつけ間違いだろうって言ったら，案の定 ECG のつけ間違いだったんです．そうしたら，研修医は「aVR って，電極間違いをみつけるぐらいにしか用はないんじゃないですか？」って聞くものですから，「右胸心もみつけられるよ」と言いましたが，確かにいまいち aVR って ECG の付録的存在って気がします．ほかに役に立ちそうなことがあったらもう少し格好よく指導できるのですが，何か役に立つ情報ってありますか？

循環

Answer　aVR がいらないなんて失礼なことを言ってはいけない．付録は「小学一年生」についているものからはじまってどんなものでも付録についているものはなんとなくうれしいものだ．小指だって力はないが，なくなるとうまく力が入りにくくなる．すでに子育ても終わってしまっても，睾丸摘出術を受けるとバランスをとりにくくなるという．虫垂や尾骨だってきっと何かの役に立っている…はずだ．aVR も確かに，軸が上向きなら電極つけ間違い（または右胸心）をみつけるのに最も役に立つが，症例によっては目をつける場面があるんだ[1]．

○ aVR が役立つシーンその 1：
　AMI（Acute Myocardial Infarction，急性心筋梗塞）

言わずと知れた AMI は ST 上昇 1 mm 以上が同じ壁（前壁，側壁，下壁）で 2 誘導以上認められれば診断できる．AMI 以外でも ST 上昇する疾患はたくさんあるので，単純にこの法則のみで診断する医者はおらず，臨床所見を考慮してうまく診断していく．ECG で Reciprocal change（ミラーイメージ）があれば，特異的で余計 AMI の診断は確実になる．さて，前壁梗塞をみつけたとき，aVR に注目してもらいたい．実は，**左冠動脈起始部（LMCA）閉塞の場合，aVR の ST 上昇**（aVL では大した ST 上昇を

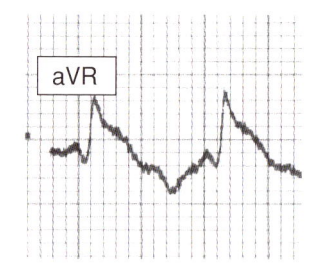

図1 ● LMCA 閉塞の心筋梗塞
aVR の ST 上昇を認める

伴わない）を認めることがあるのだ（図1）．心筋梗塞なら血栓溶解療法や PTCA を行えばよいが，この LMCA は手術適応になることが多く，予後も悪い．血栓溶解療法を安易にしてしまえば術後の出血の危険も増してしまう．したがって前壁心筋梗塞をみたら，この aVR に着目して LMCA の閉塞なら CABG の手術になるかもしれないと予想を立てる鍵になるんだ．この所見の感度は 78％，特異度 86％，陽性的中率 57％，陰性的中率 95％ ということ[2]．そうするとみんなが「AMI だぁ」って騒いで処置をしているときに，「aVR の ST 上昇まであるから，これは左冠動脈の根っこに随分近いところで閉塞しているかもしれないぞ」とポツンと言ってみよう．冠動脈造影で本当に冠動脈基部で閉塞していることがわかったら，みんなの尊敬のまなざしを浴びることができる．Mr.マリックの予言みたいで格好いいのだ．ただのウンチクおじさん（おばさん）という目でみる研修医はひねくれています．根性を叩きなおしてあげましょう．

○ aVR が役立つシーンその2：急性心外膜炎

急性心外膜炎ではすべて（aVR 以外）の誘導で ST が上昇すると覚えていると思うが，必ずしもすべての誘導が ST 上昇をみるとは限らない．ST 上昇は下壁に多いので下壁誘導（Ⅱ，Ⅲ，aVF）の ST 上昇に注目するといい．下壁の心筋梗塞では 70％ にミラーイメージ（側壁や前壁で ST 低下）を認めるが，急性心外膜炎では決してミラーイメージはあってはならない．ただし aVR ではミラーイメージとして ST が低下してくる．実は急性心外膜炎では，この**下壁誘導（Ⅱ，Ⅲ，aVF）で PR が基線より低下するのが非常に特徴的**である．反対に **aVR では PR が基線より上昇してくる**（図2）[3]．ここに注目しないわけにはいかないよね．

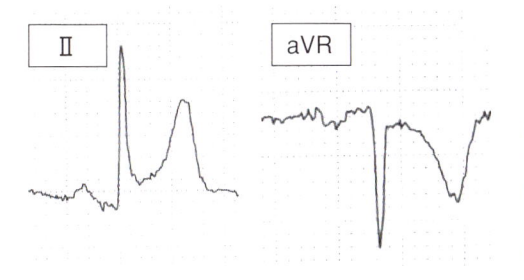

図2 ●急性心外膜炎
左）Ⅱ誘導でST上昇，PR低下を認める．
右）aVRではST低下とPR上昇を認める

○ aVRが役立つシーンその3：
  TCA（Tricyclic Antidepressant，三環系抗うつ薬）

　TCA中毒では，抗コリン作用があり，口がカラカラ，交感神経がバンバン興奮してくる．そして不整脈が原因で死んでしまう．最も注目しないといけないECG変化はQRS幅の延長である．拮抗薬であるメイロン®でこのQRS幅を正常に保つように戦うのが基本だ．その他，TCA中毒の心電図では，PR延長，QT延長，各種ブロック（右脚ブロック，房室ブロック），そして**QRS終末の右軸偏位（aVRのR'波増高，aVLの深いS波）**などを認める．aVRのR'波増高は大事な所見なんだ．この**aVRのR'波増高は特徴的であり，3mmを超えるとTCA中毒の心臓合併症や神経合併症が増える**．各心電図変化の感度はaVRのR'波増高が81％，QRS幅＞0.1秒が82％であった[4]．

○ aVRが役立つシーンその4：wide QRSの頻脈性不整脈

　wide QRSの頻脈といえば，一に心室頻拍，二に心室頻拍，三に心室頻拍を考えるのが患者さんを救う方法だ．そして一息ついてから，変行伝導を伴う上室性頻脈，ブロックを伴う上室性頻脈を考慮する．wide QRSの頻脈で上室性か心室性か迷うとき，**aVRで陰性Pを認め，PとQRSの解離を認めればそれは心室性の頻脈であるとわかる．**

○ aVRが役立つシーンその5：
  narrow QRSの頻脈性不整脈（規則正しいもの）

　narrow QRSの規則正しい頻脈発作をみたら，PSVT（AV nodeのreentry）が71％，WPW症候群が関与したAV reentryが31％，心房

性頻脈が 16 ％であったと Ho らは報告している[5]．ここで aVR の ST 上昇を認めた場合，WPW 症候群関与の頻脈であると疑うことができる（感度 71 ％，特異度 70 ％）[5]．ここまでくるとマニアックすぎて友達が減るかも…ネ．

△ aVR があまり役に立たないシーン：肺血栓塞栓症

なんと肺血栓塞栓症で右室負荷の所見として aVR で ST 上昇を認める…かもしれない．洞性頻脈や右脚ブロックは有名だが，前胸部の V1-3 の T 波陰転が，最も頻度が高い所見であり[6]，別に aVR なんぞ知らなくてもいい．これはまさしくトリビアの世界で，あまり役に立たないなぁ．しかし，いざ肺血栓塞栓症がみつかったとき，ECG のそれも aVR から鑑別をあげたとなると，ちょっとかっこいい…かも．やっぱりただのウンチクおじさん（おばさん）と思われるだけの場合は，あなたの研修医との人間関係が非常によすぎるか悪いかどっちかだ．

どう？　持ちネタが 6 つも増えたでしょ！？　それでもウンチク好きのおじさん（おばさん）としか研修医に評価されないなら，それでもいいじゃない．ウンチクが言えるぐらい余裕ができた，臨床力が高いってことなのさ．

aVR もなかなかどうして捨てたもんじゃない

① aVR の軸が上なら電極つけ間違い，右胸心をみつけることができる
② 左冠動脈起始部（LMCA）閉塞の場合，aVR の ST 上昇
③ 急性心外膜炎では aVR の PR 基線上昇，Ⅱ，Ⅲ，aVF の PR 基線低下
④ TCA 中毒では aVR の R'波増高（＞ 3mm）
⑤ wide QRS 頻脈の鑑別：aVR で陰性 P を認め，P と QRS の解離を認めればそれは心室性の頻脈
⑥ narrow QRS 頻脈の鑑別：aVR で ST 上昇なら WPW の関与したもの
⑦ 肺血栓塞栓症で右室負荷の所見として aVR で ST 上昇

読んでナットク！ 必読のエビデンス＆レビュー

1) Williamson, K. et al.: Electrographic applications of lead aVR. Am. J. Emerg. Med., 24 : 864-874, 2006
2) Kosuge, M. et al.: Predictors of left main or three vessel disease in patients who have acute coronary syndromes with non-ST-segment elevation. Am. J. Cardiol., 95 : 1366-1369, 2005
3) Kristinsson, G. et al.: PR-segment changes in childhood pericarditis. J. Pediatr., 140 : 378, 2002
4) Liebelt, E. L. et al.: ECG lead aVR versus QRS interval in predicting seizures and arrhythmias in acute tricyclic antidepressant toxicity. Ann. Emerg. Med., 26 : 195-201, 1995
5) Ho, Y. L. et al.: Usefulness of ST-segment elevation in lead aVR during tachycardia for determining the mechanism of narrow QRS complex tachycardia. Am. J. Cariol., 92 : 1424-1428, 2003
6) Ferrari, E. et al.: The ECG in pulmonary embolism. Predictive value of negative T waves in precordial leads-80 case reports. Chest, 111 : 537-543, 1997

② 臨床 Tips

卒後 5 年　内科医

34 その痛みの範囲は心臓なの？
胸痛の範囲と心筋梗塞の関係

先日，胸痛の患者さんが来ました．痛みの範囲を聞くと，胸をピンポイントで押さえており，研修医がこれだと心臓の痛みではないから，心臓ではないでしょうと患者さんに話していました．ところがリスクの高そうな高齢の男性患者であり，念のため心電図を撮るように指示したところ，なんとなくST変化がおかしく，血液検査では心筋酵素が上昇しており，心臓カテーテルでもしっかり冠動脈が詰まって心筋梗塞でした．振り返ってみれば心電図も経時的に変化して心筋梗塞として話が合いました．研修医は指先で押さえるような胸痛は心臓ではないから否定してよい，呼吸で変化する痛みなら心臓は否定してよいと勉強したから，そんな稀なものまで拾えないと，降参していました．臨床現場では絶対というものがないだけに，どのようなアドバイスがその研修医をもっと慎重にさせることができるのでしょうか？

Answer　おっしゃるとおり！ 臨床では，「絶対」はない．Never say "Never"．国家試験でも「決して〜ない」という選択肢は間違いだったではないか…？ すぐに意識が回復して，完全に元に戻る意識消失のみの失神，つまり神経学的局在所見をまったく伴わない失神では，頭の病気はありえないと考えられる．しかしながら朦朧状態も何も伴わない，どう考えても失神のみなのに，脳腫瘍によるものであったことが，この20年で1例のみ経験したことがある．そのためにすべての失神症例で頭部CTを撮るようなバカなことはしないが，それでも何かしらおかしい症例の場合は，例外は必ずあるものだと考えることは必要だね．振り返ってみれば，この症例は若年女性で何の失神のリスクもないのが余計不思議だった．

　質問者の言うとおり，疾患は総合的に考えるべきであり，特に見逃しては命にかかわるような病態はしつこく探す必要がある．なんと，家族歴のみのリスクファクターを見逃して心筋梗塞になった症例で医者が訴えられたという報告まである．リスクファクターも重要だが，それも40歳以上なら誰でももっているようなものばかりで診断のため（rule-in）には決定打にかけるが，除外（rule-out）には使えない[1]．とにかく胸痛なら心筋梗塞，大動脈解離，肺塞栓は疑っても疑いすぎることはない．"You can't be too careful to suspect AMI, Ao dissection, and PE." の "can't 〜 too

…"の構文だねぇ．ピンポイントの痛みで心筋梗塞など確かに珍しいが，みかけることはたまにあり，除外には使えない．むしろリスクの評価や全体像などからどこまで検査をすべきか決めた方がいいね．**疑うものは救われる！** のだ．

　胸痛の痛みの範囲として，手のひらサイズ，握り拳サイズの胸痛は心臓由来が多いので要注意だ[2]．指先で指す場合はそうじゃない確率が上がるが，それでも否定の材料にはならない[3]．Marcus らの 202 人の患者さんのスタディによると，Levine サイン（握り拳の範囲）で感度 9 %，特異度 84 %，手のひらの範囲で感度 38 %，特異度 67 %，Arm サイン（左腕に右手をもっていく）で感度 16 %，特異度 78 %であり，どれをとってもせいぜい感度は 38 %までであり，**患者さんの痛みを訴える範囲は心臓由来かどうかの診断にはあまり役に立たなかった**[4]．では指で指し示した場合，心臓以外の疾患である可能性は感度 6 %，特異度 98 %，陽性的中率 67 %，陰性的中率 62 %であり，否定には有用だが，2 %は見逃している．また胸痛患者がピンポイントで訴える場合は全体の 4 %しかなく，頻度が低すぎるので，結局だからどうってことだ．どんなに素晴らしいフォローアッププロトコールができても，新しい心筋マーカーが出たとしても 100 %までは達しておらず，せいぜい 98 %どまりであり，**この最後の砦の 2 %の壁を打ち破れるところにはきていないのが現実**だ．したがって，この最後の 2 %を見逃さないように頑張って探したかを患者さんに提示し，そして引っかからない場合にどう手遅れにならないようにフォローアップするかを患者さんと相談のうえ，帰宅を決めないといけない．医者の勝手な思い込みで簡単に重篤な疾患を否定することがないように頑張って指導してくださいネ．

安易に否定できないコワい胸痛

① 胸痛の痛みの範囲で安易に怖い胸痛疾患を否定してはいけない．「疑うものは救われる！」
② 患者さんのリスクなど総合的に判断すべき
③ どんなに頑張っても 2 %は見逃される．そのフォローアップをどうするかをきちんと患者さんと話すべし

読んでナットク！ 必読のエビデンス＆レビュー

1) Han, J. H. et al.： The role of cardiac risk factor burden in diagnosing acute coronary syndromes in the emergency department setting. Ann. Emerg. Med., 49： 145-152, 2007
2) Edmondstone, W. M.： Cardiac chest pain ： does body language help the diagnosis ? BMJ, 311 ： 1660-1661, 1995
3) Eslick, G. D.： Usefulness of chest pain character and location as diagnostic indicators of an acute coronary syndrome. Am. J. Cardiol., 95 ： 1228-1231, 2005
4) Marcus, G. M. et al.： The utility of gestures in patients with chest discomfort. Am. J. Med., 120 ： 83-89, 2007

Column　やっぱりなくなった上肢挙上とお遊戯～心肺蘇生

心肺蘇生の Guideline2000（G2000）では循環サインのチェックとして「息なし，咳なし，動きなし」とまるで学芸会をしているかのような頭の振り方で患者さんの状態を診てから，やおら心マッサージをはじめるように教えた．当時はそれが新鮮で感動していた人もいたが，救急現場でそんな学芸会ごっこをしているような人はいない．有名な学会がつくったビデオでは，体を起こして，患者さんをなめ回すように指導員が演技をしていて思わず噴出してしまった人も多いのではないかしらン？ だって補助呼吸を2回吹き込めば，誰だって息があれば，咳も出るし，動きも出てくる．どうして二度手間をするのか…偉い人の考えることはわからない．G2005 では当然こんな動作はなくなった．あぁ，よかった．

薬剤投与後に上肢を挙上するということも G2000 では教えていたが，そんな患者さんの手をもつ人をつくるほど蘇生現場は人手が豊富ではない．数十秒薬剤が早くいくとはいえ，果たして予後に影響があるかということも調べずにガイドラインに入れる大胆さはやっぱり笑えた．それを真顔で指導しつつ疑問に思っていた人も多いのではないかしらン？ そんなに手を上げたければ，蘇生中の患者さんの手を包帯で縛って上から吊っておけば？ G2005 ではこんなお作法はなくなった．あぁ，よかった．

日本の外傷診療のガイドラインではエコーを早期に使うようになっている．患者受け入れ前にスイッチを入れてスタンバイすることがスタンダードであるべき世の中になった．心肺蘇生の際の頸動脈の脈触知がいかに役に立たないかの論文は目白押しだ．G2005 では除細動後に心拍再開してもそのまま心マッサージをはじめてしまう．G2005 はあくまで救急室以外での蘇生法に主眼を置いており，モニターもエコーもある救急室の蘇生法とはやはり次元がかけ離れている．頸動脈では蘇生がうまくいっているかどうかがわからないからこそ，心マッサージの中断時間を減らすためにも，苦肉の策として除細動直後からの心マッサージなんだろう．でももし自分が患者ならやっと除細動で心拍再開したのに，動いている心臓に心マッサージを2分もされたくない．蘇生がうまくいっているのかどうかもわからない頸動脈触知ではなく，そろそろエコーで心拍再開を確認するような日本独自のガイドラインができてもいいんじゃないのかなぁ…．弱った心臓がやっと心拍再開したのに，上から押さえつけるなんて荒療治はなんともはや怖い．蘇生では毎回エコーを使用している医師は全国にとてもたくさんいるはずだけど…．

② 臨床 Tips

卒後8年　内科医

35 ハイテクならぬローテクも見直そうよ心不全

心不全診断における病歴，身体所見の重要性

最近の研修医は検査技術の習得やEBMには熱心で，勉強会で論文を読んでは，「今の時代心エコーは聴診器代わりでしょう」とか「BNPがすぐに測定できるようにしてください．うちの病院は時代遅れなんだから…」と文句を言ってきます．私の研修医時代は，心不全症例の診察といえば，45度の座位で内頸静脈拍動の高さを測定するなど身体診察を叩き込まれたのに，今の研修医は心エコーやらBNPやらすぐにハイカラな検査に走ってしまい，最近の若者は本当になっていない！　何とか病歴や身体所見の重要さを強調できないものでしょうか？

Answer　確かに心エコーは便利であるが，心エコーがないと救急外来で心不全や循環器疾患の評価ができないというのはマズイですね．心エコーを施行してみる意欲は大切だが，結果の解釈には注意が必要だ．上級医は，心エコーは万能ではないこと，つまり**急性心筋梗塞でも壁運動の異常を見誤ること**（完全に梗塞になっていないと壁運動は低下しない．壁運動の低下している領域の周辺は代償性に動きが過剰になっているのでそちらに目を奪われてしまうこともある）や**駆出率（ejection fraction：EF）が正常な心不全（diastolic heart failure）も存在すること**[1]をよく指導してあげることが必要だ．BNPに関しても，確かに救急外来での心不全の診断に役に立つという文献[2]や，入院後の予後評価に役に立つという文献[3,4]がある．文献を読んで日々の診療に実践しようという研修医の意欲は評価に値するが，現在の日本では当日にBNPの測定結果を知ることは難しいのが現状で，BNPの結果を見ないと次のアクションを起こせないのはいかにも寂しい．緊急で病棟によばれた研修医が，病室に入るなり患者さんではなくいきなりモニターや検査値を見はじめたときに，横にいた高名な医師が「モニターを見るのではなく，まず人を見よ」と指導したという．その患者さんの状態を把握して，はじめて検査が生きてくるという教訓である．

検査に偏重すれば，ろくに病歴や身体所見をせずに，検査の絨毯爆撃をするような医者に成り下がってしまう．

　救急外来において急性心不全は，やはりまずは病歴聴取と身体診察で評価できるように指導するべきだろう．うっ血を示唆する所見（起坐呼吸，頸静脈怒張，末梢浮腫など）と末梢循環不全を示唆する所見（脈圧の低下，症状を呈する低血圧，四肢冷感など）を評価することで，心不全の重症度，死亡のリスクを正確に評価できるという報告がある[5]．これは，国家試験のときに勉強したForrester分類（心係数と肺動脈楔入圧）を病歴聴取と身体所見といったローテクで推定することでも十分に有用であることを示している．ハイテクmedicineに突き進んでいる時代のなかで，病歴聴取と身体診察も捨てたものではない．大きな病院でいつも検査に頼った診療ばかりしていると，それを見ている後輩が「エコーや採血がないと病気と戦えない」なんていう温室育ちの医者になってしまう．Dr.コトーやブラックジャックには到底たどり着けないのだ．検査の手技を教えるだけでなく病歴聴取と身体診察できっちり病態を評価してはじめて検査が生きてくることを後輩に見せつけてこそカッコいい上級医ってもんだろう．

　この研修医，そこそこ勉強している様子．ここは上級医として，ただ病歴・身体所見の重要性を指導するだけではなく，研修医の意気込みは褒めてあげよう．その意気込みの矛先が正しい方向に向けば，すばらしいエネルギーになるはず．単に叱って意気消沈させるのではなく，出る杭は引っ張るぐらいの余裕が上級医にはほしいね．

心不全を見逃さない！

① 心不全診療の基本は，正確な診察での重症度評価から（ローテクをなめてはいけない）
② うっ血所見と末梢循環不全を評価して迅速な治療を開始しよう
③ 心エコーやBNP値などのハイテクmedicineだけに頼るな!!（もちろん利用できれば有用）

読んでナットク！ 必読のエビデンス＆レビュー

1) Klapholz, M.：Hospitalization for heart failure in the presence of a normal left ventricular ejection fraction：results of the New York Heart Failure Registry. J. Am. Coll. Cardiol., 43：1432-1438, 2004
2) Doust, J. A. et al.：A systematic review of the diagnostic accuracy of natriuretic peptides for heart failure. Arch. Intern. Med., 164：1978-1984, 2004
3) Maisel, A. et al.：Primary results of the Rapid Emergency Department Heart Failure Outpatient Trial (REDHOT). A multicenter study of B-type natriuretic peptide levels, emergency department decision making, and outcomes in patients presenting with shortness of breath. J. Am. Coll. Cardiol., 44：1328-1333, 2004
4) Doust, J. A. et al.：How well does B-type natriuretic peptide predict death and cardiac events in patients with heart failure：Systematic review. BMJ, 330：625-633, 2005
5) Nohria, A. et al.：Clinical assessment identifies hemodynamic profiles that predict outcomes in patients admitted with heart failure. J. Am. Coll. Cardiol., 41：1797-1804, 2003

② 臨床 Tips

卒後 4 年　一般内科医

36 肺炎だと思ったのに胸部 X 線で肺炎像がない…

臨床所見を大切にしよう

当直をしていると，発熱・咳・膿性痰・呼吸困難という症状から肺炎を強く疑って X 線をオーダーするのですが，X 線で肺炎像が認められないことをよく経験します．食事も十分に摂取できない場合は，肺炎像が認められなくても入院して治療した方がよいと思うのですが，呼吸器内科医からは「肺炎じゃないなら入院適応じゃないよ」と入院を断られてしまいます．こんな場合はいつも胸部 CT まで施行して，何とか肺炎の所見を見つけて呼吸器内科医を説得しようとするのですが，検査過剰？ という葛藤もあります（夜中に CT をオーダーすると放射線技師さんの機嫌も悪くなるし…）．研修医の教育のためにも，安易に CT に走ってしまう姿をあまり見せたくないのですが…．どうしたものでしょうか？

Answer　確かに，臨床所見では肺炎を疑ったのに X 線で所見が認められないことは，よくありますよね．胸部 X 線で肺炎像が認められない場合に，直ちに肺炎像を探すために胸部 CT を施行するべきかについては，医療経済的側面（費用対効果）で議論が分かれるところだ．確かに胸部 CT は単純 X 線に比べて肺炎の検出に優れているけど[1]，高度の脱水を合併している場合は CT でも肺炎像が認められない可能性があることは認識しておくべきだよね．脱水が改善すると，フォローアップの画像で肺炎像が一気にはっきりしてくることってあるよね．治療開始したのに，余計に白くなってきて「オォ〜」ってなもんで，研修医なら，「治療が悪かったんじゃないか」と心配になってしまう…なんて．

今回の呼吸器内科医の対応のように，日本では「肺炎＝入院適応，その他の気道感染＝外来治療で十分」と安易に考えられる傾向にあるけど，救急外来で入院適応を考える際に最も大切なのは全身状態であり，肺炎像を認めなくても全身状態から入院を考慮しているあなたは，偉い！

臨床症状から入院治療適応の肺炎と判断されたにもかかわらず，胸部 X 線で肺炎像が認められなかった 2,706 人を対象にしたスタディでも，72 時間のフォローアップで 3 分の 1（911 人）は肺炎像が認められなかったが，血液培養陽性率や入院死亡率は，フォローアップ中に肺炎像が認められた

群と変わらなかったと報告されている[2]．初診時に胸部 X 線で肺炎像が認められなくても，経過中に肺炎像が顕著になる場合もあるし，肺炎像を認めないからといって軽症と断定してはいけないんだ．研修医には，CT をすぐに施行するかを悩むよりも，臨床的症状から気道感染が疑われて全身状態がよくない場合は，胸部 X 線で肺炎像が認められなくても重症下気道感染症として，肺炎と同等に積極的に治療することを教育することが大切だ．肺炎だからって必ずしも入院して治療しないといけないわけではないのだから，治療はきちんと開始して，入院適応の評価すなわち全身状態の評価には，肺炎同様に PORT study[3] が有用だから，いつでもどこでも見られるようにカンニングペーパーをつくっておくといいね（『日常診療のよろずお助け Q&A100』を参照してください．ウフ！）．

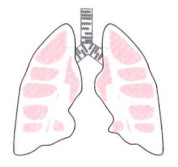

呼吸

「こんなに咳をしているのに，どうして肺炎がないの？」　脱水が改善されると…　「オォ〜〜!!!」

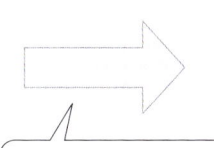

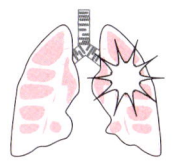

胸部 X 線が正常でもあわてないあわてない

① 気道感染症：治療方針の決定にもっとも大切なのは全身状態
② 初診時に胸部 X 線で肺炎像を認めないからといって，安易に軽症と判断するな!!
　①経過観察中に肺炎所見を呈することもある
　②全身状態が重症であれば，肺炎に準じたガツンとした治療を

読んでナットク！ 必読のエビデンス＆レビュー

1) Syrjala, H. et al.：High-resolution computed tomography for diagnosis of community-acquired pneumonia. Clin. Infect. Dis., 27：358-363, 1998
2) Basai, S. K. et al.：Patients admitted to hospital with suspected pneumonia and normal chest radiographs：Epidemiology, Microbiology, and Outcomes. Am. J. Med., 117：305-311, 2004
3) Fine, M. J. et al.：A prediction rule to identify low-risk patients with community-acquired pneumonia. N. Engl. J. Med., 336：243-250, 1997

②臨床 Tips 卒後 8 年　内科医

37 市中肺炎に血液培養は必要か？
ルーチン血培に異議申す!?

先日，市中肺炎の患者さんが外来受診され，胸部 X 線でも明らかな肺炎で，これはすぐに抗生剤を投与するべきだと思ったんです．ところが，研修医が，血液培養は必要だなんて言い出すんです．確かに細菌同定のゴールドスタンダードっていえばそうなんですけど，血液培養せずに治療してはいけないんでしょうか？

Answer　やはり血液培養に命をかけている人もいるので，それを頭から否定するつもりはない．しかしながら，アメリカの学会間でも（ATS：American Thoracic Society, IDSA：Infectious Disease Society of America）意見が分かれるところなんだ．感染症専門家の IDSA はさすがに血液培養がいらないなんて口が裂けても言えない立場なんだからそれはそれでいいじゃないか．来院 24 時間以内の患者さんに血液培養を取っている方が，30 日後の予後がいいとしているが，スタディデザインが retrospective でより合併症のある患者さんを対象にしているので，ちょっとずるい…かもね．

　Kennedy らによると，市中肺炎患者の血液培養をして，細菌を同定できたのは 7 ％に過ぎず，治療方針を変えることになったのは 1 ％しかなかったという[1]．100 人の血液培養をして，「あぁ，よかった」と言えるのは 1 人だけっていうこと．ほかのスタディでは 1.4 〜 5.7 ％と報告されている[2,3]．エンピリック治療で効かない細菌はわずかに 0.4 ％と言われ，なんでそんなことするのっていう意見が出てもしかたがない．エンピリック治療って，絨毯爆撃的な治療であり，もし痰がうまく出せて原因菌が同定されたら，なるべく狭い範囲で効果のある抗菌薬を使用するのが常套手段であるのは言うまでもない．**アリを殺すのにナパーム弾は要らない．**

　でも，この**喀痰検査もうまくとれるのはせいぜい 25 ％なので，痰がとれるまで治療を開始しないなんていうのはナンセンス**．肺炎の予後は治療開始までの時間が大事であり，来院から 4 時間以内には抗菌薬を投与しな

いといけないと心すべし．基礎疾患のない元気そうな市中肺炎なら血液培養をするよりさっさと治療開始した方が対費用効果も上がるってものだ．

　しかし，ただ何でもかんでも血液培養がいらないわけではない．血液培養で2番目に検出される細菌は黄色ブドウ球菌であり，この黄色ブドウ球菌が曲者である．黄色ブドウ球菌はエンピリック治療が効かない場合も多く，症例をきちんと選ぶべきである．悪性腫瘍，白血病，ステロイド，インフルエンザ，COPD，火傷，気管切開状態，カテーテル，糖尿病などは黄色ブドウ球菌が仲良くしたがっている患者群である．市中肺炎における血液培養は，重大な基礎疾患があるもの，老人ホーム，最近の入院歴，予想外に低体温（敗血症！）などの際に行い，どうせするなら十分量を採取すべきである．

肺炎にルーチン血液培養？ NOT !

① 市中肺炎の血液培養のありがたみは結構低い
② 症例を選んで血液培養をすればいい
③ もともと元気で基礎疾患のない，全身状態のよい患者さんには血液培養は不要

読んでナットク！ 必読のエビデンス＆レビュー

1) Kennedy, M. et al.: Do Emergency Department Blood Cultures Change Practice in Patients With Pneumonia? Ann. Emerg. Med., 46 : 393-400, 2005

2) Campbell, S. G. et al.: The contribution of blood cultures to the clinical management of adult patients admitted to the hospital with community-acquired pneumonia: a prospective observational study. Chest, 123 : 1142-1150, 2003

3) Moran, G. J. et al.: Blood Cultures for Community-Acquired Pneumonia: Can We Hit the Target Without a Shotgun? Ann. Emerg. Med., 46 : 407-408, 2005

② 臨床 Tips

卒後 6 年　内科医

38 いったいどの肺炎を入院治療したらいいの？

より簡便なスコア： CURB65

肺炎の予後分類で PORT スタディは有名です．Pneumonia Severity Index（以下，PSI）で患者さんのリスクを層別化して外来治療可能かどうか，病院なら一般病棟か ICU 加療かを判断する材料になります[1]．しかしながら実際に患者さんを診察するときには，血液ガスを含めたあれだけの検査をすべての肺炎患者にするかどうかは疑問です．SpO_2 がよければさすがに何でもかんでも血液ガスを調べないと思います．もっと楽に入院適応かどうかをチェックするものはないですか？

Answer　確かに肺炎の予後予想の王道は PSI（表1）だ．Class Ⅰ，Ⅱ なら外来治療，Class Ⅲ なら短期入院加療，Class Ⅳ，Ⅴ なら入院加療を行う．それぞれ予後に合致しており非常に優秀なスコアだ．ただし忙しい臨床家が全例血液ガスを行わないのも無駄な検査をしないためには妥当な臨床といえよう．実はより臨床家向けの簡便なスコアがある．それが CURB65 だ（表2）[2]．まるで大リーグボール 65 号みたいな響きがあって，魔球のカーブかなぁという印象をもつのは私だけかしらン？ CURB65 では Confusion：意識障害，Urea：尿素 > 7 mmol/l（BUN なら > 20 mg/dl），Respiratory rate：呼吸数 ≧ 30 回/分，Blood pressure：収縮期血圧 ≦ 90mmHg かつ拡張期血圧 ≧ 60mmHg（つまり血圧低下 + 脈圧狭小化），年齢 65 以上の 5 項目をチェックする．0～1 項目なら外来加療可能，2 項目なら一般病棟入院加療，3 項目以上なら ICU 入院加療ということになる．CURB65 と死亡率は相関し，PSI と比較してもなかなかいい相関を示している．

2006 年にアメリカ胸部学会（American Thoracic Society）とアメリカ感染症学会（Infectious Disease Society of America）が合同でガイドラインを改訂した．おぉ，やっと 2 つの学会が仲良く歩み寄ってガイドラインを出してくれるんだと，喜んでいるのは私だけではないだろう．文献をたくさん読まなくてすむからネ．新ガイドラインでは，PSI のみならず，

表1 Pneumonia Severity Index (PSI)

Step1 50歳以上

- 癌
- うっ血性心不全
- 脳血管疾患
- 腎疾患
- 肝疾患
- 意識障害
- 脈≧125
- 呼吸数≧30
- 血圧<90
- 体温<35℃, ≧40℃

⬇ 上記のなかで1つでも該当すれば Step2へ ⬇

Step2

	点数
年齢○歳	+○（男），+○-10（女）
老人ホーム入居	+10
癌	+30
肝疾患	+20
うっ血性心不全	+10
脳血管障害	+10
腎疾患	+10
意識障害	+20
呼吸数≧30	+20
血圧<90	+20
体温<35℃, ≧40℃	+15
脈≧125	+10
PH<7.35	+30
BUN>30 mg/dl	+20
Na<130mEq/l	+20
血糖>250 mg/dl	+10
Ht<30%	+10
PO_2<60mmHg	+10
胸水	+10

⬇ 合計点を計算して結果診断へ ⬇

Class	リスク	PORTスコア	死亡率	治療
Ⅰ	低	Step1でリスクなし	0.1%	外来治療
Ⅱ	低	≦70	0.6%	外来治療
Ⅲ	低	71〜90	0.9%	短期入院
Ⅳ	中	91〜130	9.3%	入院加療
Ⅴ	高	>130	27.0%	入院加療

Pneumonia Severity Index

表2 ● CURB65

C	Confusion
U	Uremia BUN＞20mg/dl
R	Respiratory rate≧30/分
B	BPs≦90mmHg ＋ BPd≧60mmHg
65	年齢≧65歳

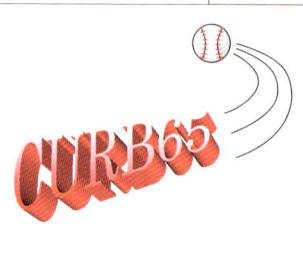

CURB65合計点		死亡率
3点以上	⇒ ICU入院加療	22%
2点	⇒ 入院加療	9.2%
0〜1点	⇒ 外来加療	1.5%

CURB65もリスク層別化しての予後予想・治療計画予想に有用であると認めている．ただしCURB65は前向きの追試が必要だ．やっぱり忙しい臨床家にはCURB65のようなスタディはウェルカムだよね．

肺炎リスクの評価

① PSI（Pneumonia Severity Index）は基本！必ず押さえるべし
② CURB65も臨床家には有用であり，新ガイドラインで推奨されている

読んでナットク！ 必読のエビデンス＆レビュー

1) Fine, M. J. et al.：A prediction rule to identify low-risk patients with community-acquired pneumonia. N. Engl. J. Med., 336：243-250, 1997

2) Lim, W. S. et al.：Defining community acquired pneumonia severity on presentation to hospital：an international derivation and validation study. Thorax, 58：377-382, 2003

3) Woodhead, M.：Community-acquired pneumonia：severity of illness evaluation. Infect. Dis. Clin. N. Am., 18：791-807, 2004
　⇒市中肺炎の重症度評価，リスク評価に対するreview文献．PSI，CURB65などの肺炎リスク評価を比較検討している．必読（本文引用なし）．

② 臨床 Tips

卒後5年　消化器内科医

39 アスピリン内服どれだけ中止する？ 2つの心配の狭間で…

利点と危険をよく考えよう

はじめて外来診療を担当する研修医から「心筋梗塞の既往がある外来患者に，歯科治療や内視鏡検査のためにアスピリン内服を中止する場合，どれくらいの期間休薬すればよいですか？ 心筋梗塞が再発する危険はないですか？」と相談を受けました．自分の場合，上部消化管内視鏡検査で生検が必要なときは何となく10日間くらい休薬させていたんですが，「何日間休薬すればよい」という根拠になるような研究ってあるんですか？

消化

Answer

　確かに，昔からアスピリンによる周術期の出血合併症の報告は数多くあって，「出血を伴う処置の前にはアスピリンを休薬するように」と伝統的に上級医から教わってきたけれど，どれ程の根拠があるのだろうか？　質問した研修医は，なかなか純粋で鋭い視点をもっている．特に根拠もなく経験的に行っていた医療行為に対して，後輩から質問を受けたときは，自らも勉強のチャンス！　ぜひ，「研修医と一緒に調べて勉強する」姿勢を見せてあげよう．2年目以上の研修医なら，調べ方を教えて研修医自身に調べさせるともっといいですよ．楽だし…？

　今回の研修医の「何日間休薬すればいいの？」「心筋梗塞の再発の危険はないの？」という疑問を解決するような研究は少ないのが現実なんですよね…トホホ．

　さて，1つ目の「何日間休薬するか？」という疑問については，健康なボランティア38人に14日間アスピリンを内服してもらった研究で，75mg内服群，300mg内服群いずれも，出血時間は4日以内に，血小板機能は6日以内に正常化したと報告されている[1]．冠動脈疾患や脳梗塞の二次予防のためにアスピリンをずーっと内服していた患者さんに，この結果をそのまま適応することはできないけれど，「アスピリン作用の遷延による出血」という点では，昔から伝統的にされていた7〜10日間のアスピリン休薬はそれなりにイイ線なのかもね．内視鏡の生検で出血してきて

しまったのは，抗血小板薬のせいだなんて言訳がましく言っていても，実のところ手技上の問題も結構あって，あまり薬の影響ではない場合も少なくないんだよね．

では，2つ目の「心筋梗塞が再発しないか？」という心配についてはどうだろうか…．残念ながら，アスピリン休薬がどれほど再発のリスクを増加させるかを示すデータはないけれど，冠動脈疾患の既往がある症例（つまりアスピリン内服の適応症例）で，新たに Acute Coronary Syndrome（ACS）を発症して入院となった383例を後ろ向きに調査した報告では，手術・歯科治療・内服コンプライアンス不良などの理由でアスピリンを中止した症例が13％（51例）あり，それらの症例はアスピリンを中止して17日以内（平均10 ± 1.9で最短4日）でACSを発症したということだ（この原因は，アスピリンを中止すると，血小板凝集のリバウンド現象が起きるのではないかという仮説らしい）[2]…．やっぱりアスピリンを中止するとACS発症のリスクとなる可能性があるんだ，あるに違いない，あるらしい…どうしても後ろ向き研究には限界があるから…．症例のなかにはコンプライアンス不良患者の服薬中止も含まれていて，このような場合，生活も健康に配慮したものではないかもしれず，よりACSを再発しやすい群が含まれている可能性があるから，この結果もバイアスのかかったものと言えよう．あぁ，スタディって難しいね．

結局，「アスピリンの抗血小板作用は休薬して1週間程度で消失するが，同時にACS再発のリスクもありうる」ということで，外科処置の前のアスピリン休薬については，個々の症例で，利点と危険をよく考えて判断するしかないようだ．研修医に指導するときは，

① 出血の危険とACS再発の危険を患者さんに十分に説明すること
② 「1週間程度なら大丈夫だろう…」と安易な自己判断でなく，主治医（または循環器内科医）に冠動脈疾患の状態とアスピリン休薬について相談して判断すること

の2点を強調することが大切だ．

ただちょっと考えてみよう．たった一錠のアスピリンがそれほど人生の運命を変えるのだろうか？　それならアスピリン内服中の患者さんはみなACSの再発はなくなるのか，脳梗塞の再発はなくなるのか…答えは否だ．

アスピリンの予防効果はそれほど劇的に高いものではなく，本当に再発を避けたかったら日常生活の改善（禁煙含む）から総合的にしないとだめなんだ．再発したらすぐにアスピリン中止のせいと決めつけるのは性急過ぎる判断かと疑問を抱かざるを得ない．

アスピリン内服継続？ 休薬？ 安易な判断は大ケガのもと!!

① 休薬すれば約1週間で抗血小板作用は消失，しかし，ACS再発のリスクはありそう

②「出血のリスク」と「ACS再発のリスク」，2つの心配の狭間でよく考えよう

　①利点と危険，十分なインフォームド・コンセントは実施したか？（患者さんはどう思っている？）
　②冠動脈疾患の状態を評価したか？ しかるべき医師に相談したか？

消化

読んでナットク！ 必読のエビデンス＆レビュー

1) Cahill, R. A. et al.：Duration of increased bleeding tendency after cessation of aspirin therapy. J. Am. Coll. Surg., 200：564-573, 2005
2) Ferrari, E. et al.：Coronary syndromes following aspirin withdrawal：A special risk for late stent thrombosis. J. Am. Coll. Cardiol., 45：456-459, 2005

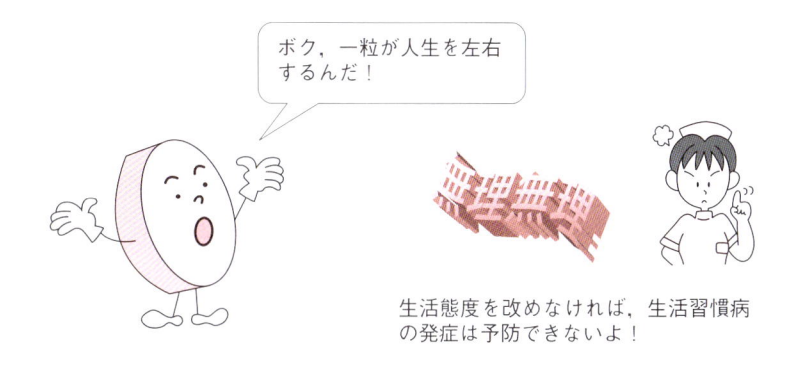

ボク，一粒が人生を左右するんだ！

生活態度を改めなければ，生活習慣病の発症は予防できないよ！

② 臨床 Tips

卒後 7 年　内科医

40　摂氏 41℃！…直腸温
発熱 ≧ 41℃（106 °F）は菌血症の恐れあり

当直のときには小児患者も診ないといけない体制をとっています．ただ小児科の先生の話では子供は元気かどうかを見分けるのが一番大事だということですが，日常子供を診ていない当直医にはなかなかつらい点でもあります．しかしながらほとんどがウイルス性の上気道炎であり，熱発そのものよりも合併するほかの症状で判断するのが妥当と考えていますが，熱発以外に症状がない小児もいて，そうなると結構悩ましくなってしまいます．頻回に診察すればいいのでしょうが，初診医としてもう少しクリアカットな体温の情報はないのでしょうか？

Answer　確かに急性の 39℃ぐらいまでの熱で，比較的元気，軽い咽頭痛，鼻水，軽い咳であれば，これはウイルス性疾患であると考えていいだろうね．風邪ですから抗菌薬を処方しますなんて，今どきどのテキストをみても「ヤブ」の代名詞みたいに書いてあって，研修医を指導する立場としては無駄な抗菌薬を慎むロールモデルでいるのは大事なことだ．

　しかしながら，感染巣がいまいち不明で，高熱の場合はやはり臨床家のお尻はむずがゆくなってくるよね．Trautner らは，**かなり高熱（直腸温で 41℃以上，脇窩で 40℃以上）**の患児 103 人を調査した[1]．84.5％は 3 ～ 35 カ月の小児であった．**20 人（19％）は重篤な細菌感染**であった．検査で確認できたウイルス感染は 21 人（20％）であった．なんと**ウイルス感染を疑わせる症状（鼻水など，下痢は除く）は細菌感染との鑑別には役に立たなかった**．ギョギョ！ 白血球数，好中球数，バンド数などは細菌感染との鑑別には役に立たなかった．ギョギョ！ 発熱が 1 日以上継続しているからといって細菌性であるとも限らなかった．抗菌薬をもらわなかった 29 人のうち 3 人に重篤な細菌感染があることが判明した．さらにウイルス感染と細菌感染の混合感染を 1 例認めた．**基礎疾患のあるものや下痢のものはより細菌感染である可能性が高かった．**

　Trautner らは**ウイルス感染と確定できない高熱症例，ウイルス感染で**

も入院を要するような高熱症例では抗菌薬を処方すべきと報告している．もちろんインフルエンザキットでウイルスと診断が確定できればあわてて抗菌薬はいらないよ．もちろんインフルエンザ検査は流行していないときは無駄だけどね．まぁウイルスを同定する検査がいつでもすぐにできるわけではないので，そんな場合はやはり抗菌薬の適応になるのかしらん？

高熱（直腸温 ≧ 41 ℃，脇窩温 ≧ 40 ℃）は要注意

① 約 20 %は細菌感染．同様にウイルス感染も同じぐらいある
② 鼻水などウイルス感染を疑わせてもその症状は細菌感染を除外できない！
③ ウイルス感染と検査で確定できない場合は，抗菌薬を
④ 免疫不全など基礎疾患をもっている場合は，迷わず抗菌薬を

読んでナットク！ 必読のエビデンス＆レビュー

1) Trautner, B. W. et al.：Prospective evaluation of the risk of serious bacterial infection in children who present to the emergency department with hyperpyrexia (temperature of 106°F or higher). Pediatrics, 118：34-40, 2006

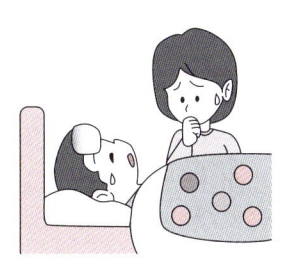

② 臨床 Tips

卒後 6 年　小児科医

41　黄色い鼻水だから抗生物質って本当？
抗生物質はいつ必要なのか？ 上気道炎 vs 副鼻腔炎

先日，研修医が，患者さんの鼻水が黄色いので抗生物質を出しますと言ってきました．5 歳の小児で青っぱなをたらした元気な子供です．発熱が昨夜はありましたが，少し軽快傾向で 38 ℃ 程度でした．のども少し痛く，咳も少々．どう考えてもウイルス性上気道炎でそんな抗生物質は不要だと指導しました．研修医は，他の年配の医者から黄色い鼻水の出ている風邪ならすぐに抗生物質を出しており，抗生物質が人を殺すことはないと教えられているようです．また鼻水が黄色いのだから細菌感染を疑え，また上気道炎と思っても副鼻腔炎の鑑別は臨床でクリアカットにできないはずだから，しかたがないのではないかと上級医に言われたと言います．確かに副鼻腔炎を疑って全例 CT を撮るわけにもいかず，その辺りはどう区別して教えるべきでしょうか？

Answer　抗生物質が熱おろしではないように，ウイルスにはまったくの無効であり，また菌交代現象や不必要な下痢などの副作用をきたすことになり，決して安易に処方すべきではないのは間違いない．鼻水の色は白血球の死骸であり，別に細菌感染というわけではなく，まったく鑑別の助けにはならない[1)2)]．原則鼻水が出ている鼻腔には，毛嚢炎でもない限り細菌はつかない．ウイルスばかりだ．副鼻腔炎が細菌性であっても通常抗生物質なしで治ってしまう．ガイドラインによると，**黄色い鼻水や副鼻腔の痛み，高熱などが 10 日しても治らなければはじめて抗生物質を考慮してもよい**となっている[3)]．また**症状が悪化してくる場合には 5〜7 日経過している場合に抗生物質を考慮する**．ちょい遅れで治療すればいいのだ．鼻水はあわてないあわてない．咳だって 3 日以上続くと抗生物質を出してしまうというミスが目立つ．ウイルス性気管支炎であっても，気管の過敏を伴い 2〜3 週間ほど咳が続くこともある（ただしこれだけ長期だとマイコプラズマなど非典型肺炎は探しておくべきだけど）．

昔は抗生物質万能神話の時代があったのも間違いなく，信念にも似た上級医の方針を変えるのは残念ながら難しい．アメリカでは開業医の処方の半数は抗生物質が無用であったという．抗生物質強迫神経症は，患者さん

（の母親）のみならず，医者の間にもずっと蔓延している病気なのだ．小児の親の半数が風邪に抗生物質を期待し，そして医者の3割が抗生物質を期待していると錯覚している[4]．

　上級医が安易に抗生物質を出している場面に出合わせたら，あくまでその場ではおだやかに，自分なら抗生物質を出さないで頑張ってみるという「Ｉメッセージ」でさりげなく上級医に進言してはどうだろうか？ それでもダメなら，すっぱり上級医はあきらめて頭の軟らかい研修医をしっかり指導していき，5年後には風邪に抗生物質を出さない医者がたくさん働く病院にしていくしかないね．

カンベンしてよ，風邪に抗生物質！？

① 風邪に抗生物質を処方するのは医者の罪
② 黄色い鼻水と細菌感染は無関係
③ 副鼻腔炎を疑っても，抗生物質は10日我慢せよ（高熱や症状の悪化をみる場合は5～7日経過したところで抗生物質考慮）
④ 無駄な抗生物質の処方を避けるためにも，若い研修医をしっかり指導しよう

読んでナットク！ 必読のエビデンス＆レビュー

1) Snow, V. et al.：Principles of appropriate antibiotic use for treatment of nonspecific upper respiratory infections in adults. Ann. Intern. Med., 134：487-489, 2001
2) Colgan, R. et al.：Appropriate antimicrobial prescribing：Approaches that limit antibiotic resistance. Am. Fam. Physician, 64：999-1004, 2001
3) Wong, D. M.：Guidelines for the use of antibiotics in acute upper respiratory tract infections. Am. Fam. Physician, 74：956-966, 2006
4) Hamm, R. M. et al.：Antibiotics and respiratory infections：are patients more satisfied when expectations are met？ J. Fam. Pract., 43：56-62, 1996

+ ②臨床 Tips +　　　　　　　　　　　　　　　卒後 5 年　外科医

42 あぁ，勘違い，その遅れが命を落とす
外傷出血性ショックの評価… 謎の transient responder

　先日同僚と議論になったので質問します．出血性ショックの外傷患者の場合，初期輸液療法の 2*l* でまず輸液して安定したものの，その後状態が悪化した者は transient responder となり，早期に手術の適応となります．初期輸液に反応しない者は non responder といい緊急手術になるはずです．そこでこんな患者さんがいました．

　55 歳男性．交通事故で腹腔内出血あり，来院時血圧 60mmHg，脈拍 130 でした．初期輸液療法の 2*l* で血圧 80/68mmHg，脈拍 120．エコーで腹腔内出血がわかっていましたから，すぐに輸血を開始し，血圧は 110/90mmHg，脈拍 90 と安定しました．バイタルサインが安定したので，輸液と輸血を維持スピードにして腹部 CT に行ったのですが，そこでまた血圧がストーンと 60mmHg まで落ちてしまったのでポンピングで輸血を行ったところ，また血圧は 110mmHg に上げることができました．最終的に緊急手術になり，ことなきを得たのですが，手術ではかなり腹腔内出血があったので，これはとても transient responder とはいえない出血量だと話していました．この症例はバイタルサインがいったんは安定したので transient responder なのかどうかが，議論になったのです．どうなのでしょうか？ 教えてください．

Answer　答えを先に言うと，この症例は non responder なんだよね．このような non responder を早く同定して緊急止血手術にもっていくことこそが，preventable trauma death（防ぎ得る外傷死）を減らすことにつながり，ここを間違うと実に痛いことになってしまう．助かってよかったね．ここで間違いやすいのは，"non responder とは血圧がまったく上がってこない群"と覚えてしまうことだ．実は初期輸液のみで血圧が正常化しない者はすべて non responder であり，この症例のように初期輸液で少し血圧が上がったとしても正常にならなかったら，初期輸液が終わった時点でこれは non responder だと判断しなければならない．輸液 2 *l* とは循環血液量のほぼ 4 割に相当し，それだけの輸液を一気に輸液しても血圧が正常化しないということは，それ以上出血していると判断して，すぐに手術室に電話をして，止血術を行う心構えをもたないといけない．

　どうして誤解を生むかというと，輸血をして血圧が正常化したらちょっ

と臨床家が安心してしまうことにある．輸血をどんどんして状態を安定させたことは，出血のスピードを上回る輸血のしかたをしたので実にいい対応のしかたなんだけど，出血量が循環血液量の4割を超えているという（初期輸液に対する反応でそうわかる）事実には変わりはない．維持輸液，維持輸血にしてのんびりしていると患者さんの状態が悪化してくるのは火を見るよりも明らかだ．だって止血術はしてないもんね．あくまでも輸液，輸血は止血術までのつなぎであることの認識が必要だ．**初期輸液で血圧が正常化しなければ，それに続いて輸血して血圧がよくなろうがなるまいが，non responder として心を引き締めないといけないのだ．**

アメリカの ATLS では初期輸液で血圧が少ししか上がらず，正常化しない者を minimal response と位置づけ，これも速攻で止血術にもっていけと解説している．日本では minimal response という定義がなく，初期輸液だけで正常化しない者をすべて non responder としてひっくるめているので，誤解されてしまっていることがあるので注意したい．

この transient responder に関してはまだまだ議論が多いのも事実だ．初期輸液はどれくらいのスピードで入れたらいいのか，血圧が安定してどれくらいの期間で血圧が落ちてくるかどうかの判断をするのか，など単純な数値で答えを出せるものではない．出血のスピードは外傷の程度によって大きく異なり，生理的反応も年齢や基礎疾患，現在の内服薬などで大きく変わってくるのは，臨床家なら誰でも知っていること．言葉の定義づけも大事だが，目の前の患者さんをどう早く救うかを考えれば，あまりお作法や言葉の定義に惑わされることがなくなるだろうね．

non responder を見逃すと命取り！

① non responder かどうかは，あくまで最初の 2l の輸液終了直後に判断すべき
② 輸液・輸血は止血術までのつなぎでしかなく，原則 non responder は緊急手術の適応であり，極力無駄な検査を避ける

読んでナットク！ 必読のエビデンス＆レビュー

1)「初期輸液療法」林 寛之，pp883-886：『救急医学 Vol.29 No.8』，へるす出版，2005

+ ②臨床 Tips +

卒後 5 年　整形外科医

43 痛い処置を嫌がる救急患者
患者さんの気持ちも考えよう

消化管出血を疑う患者さんに NG チューブが診断的価値をもつこと（『日常診療のよろずお助け Q&A100』Q89 参照）や，JATEC で高エネルギー外傷例では NG チューブや尿道カテーテルの留置が推奨されているのですが，研修医がこれらの症例に処置を行おうとするとイヤがる患者さんが多いです．どう指導すればよいでしょうか？

Answer　あわただしい救急外来では，研修医がいきなりエイヤッと NG チューブや尿道カテーテルを挿入していることが多いんじゃないかな？

　NG チューブも尿道カテーテルも大変な苦痛を伴う処置だ．NG チューブを挿入するときや男性・小児に尿道カテーテルを挿入するときに**十分に浸潤麻酔をしてから処置をすると苦痛を軽減できる**ことが報告されている[1〜3]（どういうわけか女性においては尿道カテーテル挿入前の浸潤麻酔処置で苦痛を減らせなかったという報告もあるけれど…[4]）．

　あなたの周りの研修医は救急外来で忙しさにまぎれて「緊急の処置だから」という理由で，患者さんの苦痛も考えず鎮痛処置もおろそかに侵襲的な処置をしていないだろうか？ 考えてみると，緊急時の気道確保・静脈路確保・除細動などは別として鎮痛処置の時間も待てないようなことって少ないよね．研修医にも患者さんの苦痛を少しでも軽減させるような配慮ができるように指導を心がけるようにしよう．

ER での処置を行うときの鉄則

① 安全に施行すること
② 患者さんの苦痛を少しでも緩和すること

読んでナットク！ 必読のエビデンス＆レビュー

1) Cullen, L. et al.：Nebulized lidocaine decreases the discomfort of nasogastric tube insertion：a randomized, double-blind trial. Ann. Emerg. Med., 44：131-137, 2004
2) Siderias, J. et al.：Comparison of topical anesthetics and lubricants prior to urethral catheterization in males：a randomized controlled trial. Acad. Emerg. Med., 11：703-706, 2004
3) Gerard, L. L. et al.：Effectiveness of lidocaine lubricant for discomfort during pediatric urethral catheterization. J. Urol., 170：564-567, 2003
4) Tanabe, P. et al.：Factors affecting pain scores during female urethral catheterization. Acad. Emerg. Med., 11：699-702, 2004

②臨床 Tips

卒後 10 年　外科医

44　GCS8 以下なら気管挿管でしょ!?
気管挿管のタイミングと GCS

先日外傷患者が来て，気道確保というなり，研修医がいきなり GCS（Glasgow Coma Scale）を調べはじめたんです．そして「GCS8 以下は気管挿管の適応だから，外傷患者を診るときはまず A 気道，B 呼吸，C 循環，D 神経で生理学的にアプローチするものであり，確実な気道確保の適応にも書いてある通りに GCS8 以下は早急に気道確保しないといけないので，当然早めに GCS を確認する必要があるんです」とか言って気管挿管の適応の表の載ったテキストをもってきました．確かに GCS8 以下は昏睡であり，気管挿管の適応ですが，どこかおかしいと思うのです．本当に来院時にすぐに GCS をチェックしないといけないものなんでしょうか？

Answer　気管挿管の適応はこれだ！気道確保が最優先だ！と言われると，実際に臨床をしている実地医家にとってみれば何かしら変なことのように見えて当然だね．医療の標準化を徹底することは確かに重要だが，お作法が優先されるのはどうもおかしい．経時的な関係を抜きにして，気道確保の適応は何かという話についてはそのテキストの通りであるが，その一般論的適応と経時的な評価のしかたをその研修医は混同して覚えてしまったのだろう．

外傷の評価の優先順位は ABCD であり，同時に行う蘇生処置は ABC である．気道確保の適応を経時的に書き出すと表のようになる．つまり，ABC の評価をしていくうえで，必要に応じて気道確保をしていけばいいわけで，A の気道評価ですべての気管挿管の適応を調べるわけではない．D の神経で気管挿管が必要になるのは，昏睡状態であり，舌根が沈下して気道を塞いでいびきをかいてくる可能性が高いだけでなく，Gag reflex（咽頭反射）が消失してしまっている状態で嘔吐されてしまうと，まさしく簡単に気道が詰まってしまい，続いて誤飲してしまうからだ．D の神経の評価ではむしろ細かい GCS より Gag reflex が消失しているかどうかを見てしまう方が早い気もしてしまうくらいだ．D で GCS8 以下だからといって，すぐにあわてて気管挿管が必要になるわけではなく，人を集めてしっかり準備をしたうえで気管挿管すればいい．A の気道の異常で気管挿管する場合とは，急ぎ方が随分違うものだ．

表●気管挿管の適応判断とそのタイミング

経時的に評価	A：気道	バッグマスクで気道確保不可能 血液，吐物での誤飲の可能性 血腫などで気道狭窄の可能性	⇒これは緊急を要する気管挿管の適応
	B：呼吸	無呼吸，低換気，低酸素 100%酸素でもSpO$_2$ 90%確保できず	⇒たとえAがクリアしていてもここで気管挿管が要るとわかれば，気管挿管を
	C：循環	重症の出血性ショック	⇒重症出血性ショックの止血手技に伴い，早晩気道を確保しておく必要がある．重症出血性ショックが進行して，いよいよ命が危なくなって，あわてて気管挿管するのではみっともない？
	D：神経	GCS 8以下	⇒ABCがクリアしても，Dの評価で気道確保の必要性を認識し，気管挿管を行う

　ま，外傷治療はお作法ではないので，同時並行で患者さんをよくしようという努力が必要だ．ABCの順に優先されるから，A，Bの評価前にCの点滴をとるなと指導しているようなものだ．外傷のショックの原因の9割以上が出血なのに，輸液路確保をチンタラして遅いのでは本末転倒だ．臨床現場では，自分はABCの評価から入るとしても，ほかの医師や看護師はまず輸液路確保から入って何の問題もないし，JATECでもあくまでも同時並行で行うべしと教えている[1]．お作法に凝り固まる研修医には整然と上級医がお手本を見せるしかないかしらン．

気道確保のタイミングを知るべし

① Aの評価≠気道確保の適応をすべて探す
② ABCD おのおのを評価して，その都度気道確保の適応があるかどうかを考慮するのが正しい

読んでナットク！ 必読のエビデンス＆レビュー

1）『改訂 外傷初期診療ガイドライン JATEC』（日本外傷学会外傷研修コース開発委員会／編），へるす出版，2005

② 臨床 Tips　　　　　　　　　　　　　　　　卒後 8 年　内科医

45　蘇生時の過換気は百害あって一利なし
蘇生手技を見直そう

病棟で急変があってとにかく大慌てで蘇生術を行うことがありますが，とにかく CPR をしつつ ACLS に沿って治療していくのがもう当たり前のようになってきており，標準的治療は抑えるようになってきました．ただ実習の蘇生と現場の蘇生はやはりその緊張度は大違いで，なおかつそれが予想外の心肺停止ときた場合には，大声で焦りまくってしまいます．研修医にも手伝わせて，気管挿管するのですが，気がつくと随分早く換気しているのに気がつきます．ACLS では 12 〜 15 回/分という換気数ですが，とにかく急ぐものですからそれよりずっと換気しているような気がします．これって焦っているからしかたがないことなのか，やはり回数を数えてもっとゆっくりすべきなのか教えてください．

Answer　確かに心肺蘇生の際に気管挿管がうまく入ると，うれしくてバッカバッカ換気をしてしまう傾向にある．蘇生をしている医療者の呼吸数の倍以上のスピードで患者さんをバッグ換気しているなんて実におかしな話である．こんなに過換気するだけで，過換気症候群になってただでさえ意識がおかしくなるんじゃないかと思ったことが誰でもあるのではないだろうか？　実は，**過換気をして胸腔内圧をガンガン上げてしまうと，心拍出量が減少してしまい，冠動脈還流圧が下がってしまうのだ！**　加えて血管収縮に伴い脳への血流が減少し，アルカローシスになってしまうので，組織でヘモグロビンから酸素が離れず，組織での酸素供給が悪くなるということだ．

　ブタの小研究では，蘇生の際に過換気（20 〜 30 回/分）をしたブタでは 1/7 が蘇生できたのに対して，正常換気（12 回/分）を行ったブタでは 6/7 が蘇生できたという．ベテランの救命士であっても無意識のうちに 30 回/分以上の換気をしてしまっていると報告されている．いくら蘇生術の研究が進んでも，基本的な手技が滅茶苦茶では，決して蘇生率は上がらないことを肝に銘じて蘇生術を進めるようにしなければならない[1]．

　頭部外傷の際も，脳ヘルニアが進行した場合に限り，昔は過換気をして

脳圧を下げるようなことがすすめられたが，これも本当は過換気ではなく，正常換気（12〜15回/分）の方がいいことがわかっている．脳ヘルニアもないのに予防的な過換気は言語道断で予後が悪くなってしまう．受傷後数時間，数日経ってしまった場合には，過換気はむしろ悪影響を及ぼすことがわかっている．脳圧を下げたかったら，むしろ頭を30度挙上してやる方がよほど効果があるんだ．

「ちょっと待て，挿管入っても，過換気するな！」

・蘇生の際の過換気は予後が悪くなる．くれぐれも正常換気で！

読んでナットク！ 必読のエビデンス＆レビュー

1) Pitts, S. et al.: Hyperventilation during cardiac arrest. Lancet, 364 : 313, 2004

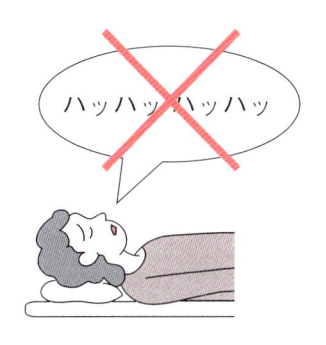

② 臨床 Tips

卒後 4 年　内科医

46 エレベーターは三途の川？
病院内搬送の注意点

　先日シニアレジデントについて看護師から苦情が寄せられました．70 歳代の心不全患者を CCU に入院させようということになりました．かなり状態が悪く，シニアレジデントによりすぐに気管挿管され，緊急に CCU まで上げようという状況らしかったのですが，救急外来が忙しく看護師の手もとられてしまっており，結局 1 時間ぐらい待たされてしまったそうです．

　いざ患者さんをストレッチャーで ICU に上げようと搬送する際，乗ろうとしたエレベーター内に他の医療者もいて狭そうだったからか，そのシニアレジデントはエレベーターから降りてしまい，気管挿管につないだバッグを看護師にまかせて，患者さんを置いてさっさと別のエレベーターに乗ってしまいました．ところが，搬送中にエレベーターの中でモニターが心室細動になってしまい，担当看護師は心マッサージをして，ひとりでバッグをもってと大変だったそうです．たまたまエレベーターに同乗した他科の医師は「除細動器はもってきてなかったのか！」と叫ぶし，地獄絵図のようだったそうですが，胸骨叩打法が功を奏し，ICU のフロアにエレベーターがチーンとついたときには洞調律に戻りました．後でのん気にやってきた無責任シニアレジデントに随分，頭にきたと看護師は怒っていました．ちゃんと重症患者搬送に医師がついていくのは当然だと指摘しましたが，シニアレジデントは，自分がいても搬送中なら器具も不十分であまりできることはなく，そんなに珍しいことは予想できませんよと悪びれる様子もありません．少しきちんと反省してもらうようにしたいのですが，何かアドバイスをください．

Answer　こういう修羅場は一度でも経験するとその怖さは身にしみて思い知らされるものだね．重症患者を搬送するときはいつも地獄と背中合わせだってことをその研修医には教えておかないといけない．X 線室，CT 室，エレベーターなど救急室を離れた所では確かに蘇生処置のできることは限られている．まさしく天国に近い場所だ．そのことを肝に銘じないとせっかくの命を失ってしまうことになる．CT 室が救急室から遠いようなデザインはそれだけで患者さんの生命を危うくしているということを真剣に考えないといけない．

重症患者搬送時の急変は決して稀なことではない．Gillmanらは6カ月の期間で救急室からICUに搬送した290人において調査した[1]．最も多いのは機材の故障で9％．まさかの酸素ボンベの酸素切れやバッグマスクのバルブ故障，喉頭鏡の電球切れなどこういう経験をした人も多いだろう．低体温になってしまったものが7％，不整脈など心血管系のイベントが6％であった．ホラ，全然稀じゃないんだ．なんとICU搬送に20分以上かかってしまった症例が38％，そして1時間以上かかってしまったものが14％もあった．いったいどうなってるんだって言いたいが，実際にはICUのベッド準備が予想以上にかかったり，搬送のための看護師の手が空かなかったりいろいろあるよね．

BercaultらはICU人工呼吸をしているICUの患者さんをCT室などへ移動させるだけでも人工呼吸関連肺炎のリスクが上がると報告している[2]．ICUの外へ移動させただけで肺炎になるのが26％，それに対し搬送しない場合は10％であった．ICUから検査のためにしばらく出かけるだけであっても搬送前，中，後には十分注意して肺炎の発症予防に気をつける必要がある．また，搬送した場合は，肺炎が発症してこないかどうかを数日注意深く経過をみる必要があるんだ．

たかが病院内の搬送だからと言ってもナメてはいけない．病院で搬送時のマニュアル整備をしておくといい．搬送前の搬送先とのアレンジとコミュニケーション，搬送人員の確認（最低2人，不安定患者では医師もついていくこと），搬送時の器具の点検，搬送時のモニター，記録などを整備して安全な搬送ができるようにしたいね[3]．

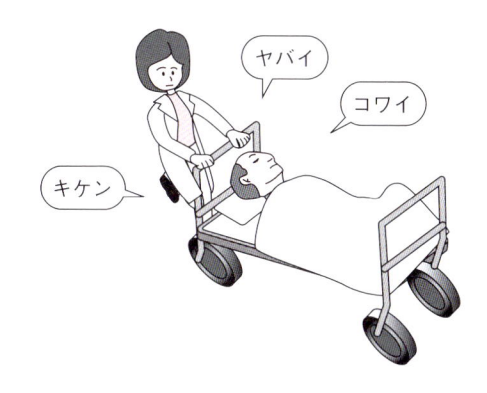

病院内搬送だからと言ってナメてはいけない

① 重症患者の搬送は怖い落とし穴がいっぱい
② 救急室から ICU に搬送するとき，機材の故障が最も多い（9％）
③ 低体温（7％）や心血管系イベント（6％）も発症しうるので常に対処できるように！
④ 人工呼吸患者を CT 室などに ICU から搬出する場合は肺炎の合併に注意

読んでナットク！ 必読のエビデンス＆レビュー

1) Gillman, L. et al.：Adverse events experienced while transferring the critically ill patient from the emergency department to the intensive care unit. Emerg. Med. J., 23 : 858-861, 2006

2) Bercault, N. et al.：Intrahospital transport of critically ill ventilated patients : A risk factor for ventilator-associated pneumonia-A matched cohort study. Crit. Care Med., 33 : 2471-2478, 2005

3) Warren, J.：Guidelines for the inter- and intrahospital transport of critically ill patients. Crit. Care Med., 32 : 256-262, 2004

②臨床 Tips

卒後 4 年　循環器内科医

47 ERでの体重測定
自己申告は正確か？

救急外来や ICU で，循環器系の薬剤を使用するときや小児に薬剤を処方するときは，体重から使用量を計算するのですが，患者さんや母親の申告と我々の予想が結構違うことがあります．毎回体重測定するのも手間がかかるし，自己申告と我々の予想とどちらを信用すればよいでしょうか？

Answer　付き合っている女性の言っている体重が本当かどうか疑っているような質問だね．彼女の言っていることを信じるか，自分の直感に頼るか…ま，どうせ結婚すればお互いに幸せ太りになるんだから，どっちでもいいんじゃない？（笑）．結婚するまでは体重をコントロールするからウソはついてないと思うよ（エビデンスなし）．

　循環器系薬剤（ニカルジピン，ニトログリセリン，ドパミン，ドブタミンなど）を経静脈的に投与するときや，小児に薬剤を処方するときは，体重が正しく把握できないと効果が得られなかったり，副作用をきたしたりするので，正しい体重把握はとっても重要だ（案外，認識されてないんじゃないかな？）．

　実は，ナント！ **成人の場合，医師・ナースなど医療者が推定する体重よりも患者さん本人の自己申告の方がずっと正確なんだ**[1〜4]．患者さん本人は，自分の体重を 10％以内の誤差で正しく推定できたのに対して，医療者は 50〜66％しか正しく推定できなかったとされている．患者さんと会話が可能な場合は，患者さん自身に体重を確認するようにしよう．意識障害で本人に体重が確認できない場合は，手間はかかるけど体重測定するのが安全だね．

　忙しい救急外来では，小児の体重を親に確認して処方することが多いけど，親も子供の体重を正しく理解してない場合が結構ある[5,6]．救急外来に体重計があれば少しの手間で，数秒で測定できるので，実際に測定するのが安全だね．小児の蘇生に使われる Broselow® Pediatric Emergency Tape は蘇生時の体重予想，薬液量，挿管チューブの太さなどが記載して

あってとても便利だが，やはり誤差が生じるのはしかたがない．本当の緊急時にはありがたいテープだ．患児の背の高さに合わせてテープの長さを合わせると，ちょうどその長さにいろいろな情報が書いてある．このBroselow® Pediatric Emergency Tapeは救急室に一つ置いておくといい．なんてったって防水性だ．どんなに優れていてもメリーポピンズのメジャーにはかなわない．だって人の性格まで言い当ててしまう代物なんだから….

小さい子供にしか適応できないが，Dr. 林の**Weight rule**もある．英語つづりの体重であるweightを分解して，「W」+「eight」，つまり年齢をW（ダブル）して8（eight）を足すと，ホラ，予測体重がわかる．いい加減だけど幼稚園や保育園ぐらいまでは結構使える覚え方だ．小児の体重は大事だ．脱水を調べるのにBUN, Crをチェックしていたのではまだまだ．体重が減っていないかどうかをみる方が実践的だ．

Broselow® Pediatric Emergency Tape

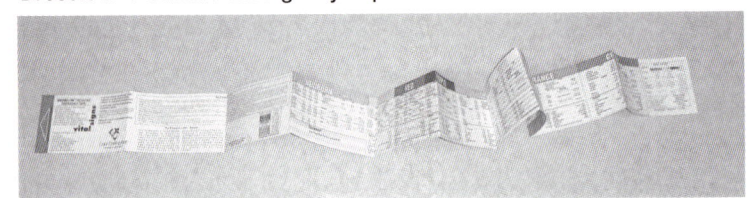

知っているようで知らない体重

① 成人の体重は医療者の予想よりも患者さんの自己申告の方が正確
② 子供の体重は，親も結構，把握していないことがある
③ 意識障害患者，子供への薬剤投与の際は体重測定を
④ Weight rule "Weight =年齢× W + eight"
   年齢×2（Wダブル）+ 8（eight）kg

読んでナットク！ 必読のエビデンス＆レビュー

1) Corbo, J. et al.：Who should be estimating a patient's weight in the emergency department? Acad. Emerg. Med., 12：262-266, 2005
2) Hall, W. L. 2nd et al.：Errors in weight estimation in the emergency department：comparing performance by providers and patients. J. Emerg. Med., 27：219-224, 2004
3) Anglemyer, B. L. et al.：The accuracy of visual estimation of body weight in the ED. Am. J. Emerg. Med., 22：526-529, 2004
4) Fernandes, C. M. et al.：How accurately do we estimate patients' weight in emergency departments? Can. Fam. Physician., 45：2373-2376, 1999
5) Harris, M. et al.：Doctors, nurses, and parents are equally poor at estimating pediatric weights. Pediatr. Emerg. Care., 15：17-18, 1999
6) Leffler, S. et al.：Analysis of parental estimates of children's weights in the ED. Ann. Emerg. Med., 30：167-170, 1997

② 臨床 Tips

卒後7年　内科医

48　髄液をとってはみたものの…
髄液検査と髄膜炎の微妙な関係

先日項部硬直はないもののひどく頭痛を訴える熱発患者がいたので，髄膜炎を疑って腰椎穿刺をしました．髄液細胞数は 300/mm³ で，好中球が 200/mm³，単球が 100/mm³ でした．細胞数が1万もあれば細菌性髄膜炎と言えますが，それほどでもなくやはりウイルス性髄膜炎かとも思いましたが，好中球が多いのがどうも気に入りませんでした．もちろんウイルス性髄膜炎の初期は好中球が多くなるものですが，必ずしもそれは当てにならないと記憶しています．こういう場合は抗菌薬を開始した方がいいのでしょうか？

Answer　髄膜炎の診断は確かになかなか難しいね．頭痛が激しいから腰椎穿刺を施行したのはとても正しい．項部硬直などかなり細胞数が増えないとひっかかってこなく，特異度は高いが感度は低く，除外には使えない身体所見である．むしろ jolt accentuation test（頭をブンブン振って頭痛が悪化）は感度が非常に高く除外に使える身体所見だ[1]．

アメリカのような訴訟社会では髄膜炎を疑ったら小児では来院から30分以内に，大人なら60分以内に抗菌薬を投与すべしとなっている．たとえガイドラインがそうなっていても，実際にはこれに従うのは至難の業であるんだよね．

Bonsu らによると，たとえ髄液細胞数が 0〜30/mm³ と少なくても，頻度は低いものの細菌性髄膜炎はありうるとのこと（たった 0.1 %）[2]．こんなに稀なものに目くじらを立てるわけでもないが，**細胞数のみに着目するのではなく，他の髄液所見にも注目すべきである**という．髄液タンパク質 > 120 mg/dl で interval Likelihood ratio（iLR）が 22，髄液好中球比 > 75 % で iLR が 57，髄液糖 < 20 mg/dl で iLR が 15，髄液糖 > 120 mg/dl で iLR が 20 であった．細胞数が全然大したことがなくても異様に糖が少ない，多い，好中球比が高い，タンパク質が多い場合にはやはり要注意だ．また**細菌性髄膜炎の半数は血液培養で同定されているから，血液培養を忘れてはいけない．**

Nigrovie らは，表に示す5項目がなければ，まず細菌性髄膜炎は否定的（たったの0.1％）と考えることができると細菌性髄膜炎スコアを提唱している[3]．

結局細胞数のみではなく，さまざまな情報から総合的に考えないといけない．髄膜炎は見逃すと怖い病態であり，それでも迷ったら抗菌薬を行っておくのも臨床上はしかたがない．抗菌薬で患者さんを死なすわけではないのだから…．

表●細菌性髄膜炎スコア

髄液グラム染色で陽性
髄液白血球数＞1,000/μl
髄液タンパク質＞80 mg/dl
末梢血白血球数＞10,000/μl
痙攣の既往（来院前～来院時）
上記すべてなければ髄膜炎は考えにくい．
肺炎球菌ワクチンがあるアメリカでのスタディ．細菌性髄膜炎の確率は0.1％

髄膜炎の診断は総合判断力がカギ！

① 髄膜炎の否定には jolt accentuation test が大事
② 髄液の細胞数のみで判定してはいけない．髄液タンパク質・髄液糖の評価，血液培養もお忘れなく！

読んでナットク！ 必読のエビデンス＆レビュー

1) Newman, D. H.: Clinical assessment of meningitis in adults. Ann. Emerg. Med., 44 : 71-73, 2004
2) Bonsu, B. K. et al.: Accuracy and test characteristics of ancillary tests of cerebrospinal fluid for predicting acute bacterial meningitis in children with low white blood cell counts in cerebrospinal fluid. Acad. Emerg. Med., 12 : 303-309, 2005
3) Nigrovie, L. E. et al.: Clinical prediction rule for identifying children with cerebrospinal fluid pleocytosis at very low risk of bacterial meningitis. JAMA, 297 : 52-60, 2007
4) Chávez-Bueno, S. et al.: Bacterial meningitis in children. Pediatr. Clin. N. Am., 52 : 795-810, 2005
⇒Good review です（本文引用なし）．

②臨床 Tips

卒後5年　外科医

49 くり返し頭部 CT を撮る意味はあるの？
軽症頭部外傷のフォローアップ CT

当直をしていると，結構軽症頭部外傷患者が来院します．なかには外傷性くも膜下出血や硬膜下血腫がうっすらと少しある程度で，当直医の私がみても手術は不要だと思われる例が多いのですが，そんな場合決まって脳外科に電話をすると，4〜6時間後のフォローアップ CT を撮っておいて」と言われます．私はフォローアップ CT で劇的に悪化する症例はかなり少ないという印象がありますが，本当に手術適応もない軽微な頭部 CT に対して，ルーチンにフォローアップ CT を撮る必要があるんでしょうか？

Answer　残念ながらどんなに優秀な医者が 40 人集まるよりも，解像度の高い CT 1 枚の方がはるかに優秀だ．臨床家なら最初の頭部 CT は大したことがないのに，数時間後の CT ではすっかり血腫が増大して肝を冷やすような経験はあるものだ．でも質問のように，フォローアップが徒労に終わることが実際には多いのも本当のことだよね．

　Velmahos らは，軽症頭部外傷患者のルーチンのフォローアップ CT は闇雲にやっても無駄であり，症例を選んですればいいとしている[1]．179 人の軽微な頭部 CT 所見を示す軽症頭部外傷患者（GCS13〜15）に対してフォローアップ CT を行い，血腫増大傾向を示す症例の特徴を調べたところ，21％に血腫増大を認め，7％に脳外科的処置が必要になった．**なんと，脳外科的処置が必要になった全症例はフォローアップ CT の前にすでに，臨床像の悪化を認めていた**．なんじゃらほい．つまり「別に CT じゃなくても，悪い奴は臨床所見が出てるじゃないか」っていうことになってしまう．血腫が増大しても臨床像の悪化を認めなかったもののうち，脳外科的処置を要したものはいなかった．**血腫増大の予測可能なリスクは表のとおり．**これを証明する追試験が待たれるところだが，夜中に脳外科医がいなくて，でもやっぱり責任をもって入院させないといけない場合は，このリスク予測は役に立ちそう．GCS が 15 なら，むしろあわてて頭部 CT を撮らないで，やはり 2 時間ぐらいあけてから頭部 CT を撮る方が安心な

表● 血腫増大の予測可能なリスク

フォローアップCTで血腫増大のリスクあり
・GCS=13〜14 ・65歳以上 ・最初のCTで多発性の病変を認めたもの ・来院から90分以内の早期に頭部CTを撮られたもの

んだなぁ…．

　一般に意識消失や健忘があったらCT適応を考慮することになっているが，これも実はまゆつばと，Falimirskiは言っている[2]．意識消失の有無だけではむしろ緊急性には影響なく，全身症状（頭痛，傾眠，混迷，嘔気・嘔吐，眩暈，複視，鼓膜内出血）を伴う場合にはじめて意味があるとしている．全身症状を伴うと，頭蓋内異常を21.3％に認めるが，全身症状がないと5.6％に頭部CTで異常を認めるだけであり，全例脳外科的処置は要しなかった．ということは，むしろ一瞬の意識消失や健忘だけなら，すぐに手術になる可能性は低いわけだから，あわてないで時間をずらして頭部CTを撮った方が安心できる．あわてて頭部CTを撮ってしまうと，フォローアップで血腫増大のリスクを残したままになってしまうもんね．

軽症頭部外傷での頭部 CT Tips

① フォローアップCTで血腫増大のリスクがある患者さんに敏感になれ！
② 一瞬の意識消失や健忘だけならあわてて頭部CTを撮らずに時間を少しずらした方がいい

読んでナットク！ 必読のエビデンス＆レビュー

1) Velmahos, G. C. et al.: Routine repeat head CT for minimal head injury is unnecessary. J. Trauma, 60 : 494-501, 2006
2) Falimirski, M. E. et al.: The need for head computed tomography in patients sustaining loss of consciousness after mild head injury. J. Trauma, 55 : 1-6, 2003

Column 小児の頭部外傷：ガイドラインは所詮ガイドライン

　嘔吐は頭部外傷では中等度リスクを示し、頭部 CT を考慮すべきとなっている。しかしながら臨床の現場では嘔吐ぐらいだけでは頭蓋内病変はなかなかみつからない。しかしながら NICE（National Institute for Clinical Excellence）ガイドラインでは嘔吐は立派なリスクファクターとなっており、これを無視して検査せずに、後で異常がみつかったら大事と考えてついつい頭部 CT をオーダーしてしまう[1]。おかげで頭部 CT が増えるわりに異常がひっかからないことが指摘される[2]。軽症頭部外傷でも小児は 15.8% が嘔吐するものだ。むしろそれは既往歴に車酔いになりやすい、嘔吐しやすいという体質が関連しているという[3]。Barnard らの文献 review によると、やはり嘔吐は単独では頭部外傷のリスクにはならないという[4]。

　それなのにどうしてガイドラインでは嘔吐が入っているのだろう。いわゆる「偉い人」が言い張ったエキスパートオピニオンなのか？ それとも見逃し例が一例でもあってはいけないというしらみつぶしに感度のみ 100% に限りなく近づける（その分特異度が低空飛行になってしまうのだが）ガイドラインの性なのか、果たしてどっちだろう？ どちらにしろ、ガイドラインという名の下に振り回されるのは現場の医者と患者さんなんだよね。Macgregor らは NICE ガイドラインにのっとると頭部 CT が 8 倍も増えてしまうと警告[5]。あくまでもガイドラインは所詮ガイドライン。ガイドラインに従うべきかどうかは現場の医者の裁量によるんだ。目の前の患者さんにあったテーラーメイドの仕事をしましょうね。

参考文献

1) National Institute for Clinical Excellence. Head Injury. Triage, assessment, investigation and early management of head injury in infants, children and adults, Clinical Guideline 4. Developed by the National Collaborating Centre for Acute Care. London ： NICE, 2003
2) Shravat, B. P. et al.： NICE guideline for the management of head injury ： an audit demonstrating its impact on a district general hospital, with a cost analysis for England and Wales. Emerg. Med. J., 23 ： 109-113, 2006
3) Brown, F. D. et al.： Why do children vomit after minor head injury ? Emerg. Med. J., 17 ： 268-271, 2000
4) Barnard, J.： Vomiting and serious head injury in children. Emerg. Med. J., 17 ： 400-402, 2000
5) Macgregor, D. M. et al.： CT or not CT–that is the question. Whether 'tis better to evaluate clinically and x ray than to undertake a CT head scan! Emerg. Med. J., 22 ： 541-543, 2005

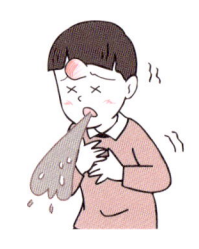

②臨床Tips

卒後5年　内科医

50 アナフィラキシーの逆襲!?ちゃんと治療したのに…

遅発性，二相性反応の恐怖

先日，抗菌薬を飲んでからじんま疹が出たという34歳の女性を診察しました．診察すると確かに全身にじんま疹があり，喘鳴も聴取するのでDr.林のアナフィラキシー ABCD 法則（『日常診療のよろずお助けQ&A100』Q40 参照）に従ってエピネフリンを0.3 mg 筋注しました．10分以内にすっかり元気になったので，抗菌薬の内服を中止するように指導して帰宅してもらったのですが，6時間くらい経過してから今度は全身じんま疹とショックで救急車で搬送されてしまいました．家族からは「最初にしっかり治療していないのじゃないか!!」と怒られるし，大変でした．最初の治療は間違いなかったと思うのですが，このような症例にはどのように対応すればよいのでしょうか？

Answer　最初のアナフィラキシーには適切にエピネフリンを使用したのに，再び症状が悪化してしまったんだね．今回のような反応を遅発性（再発性）アナフィラキシー反応といって，アナフィラキシーで受診した症例の5～18％程度に起こる可能性があると報告されている[1~3]．最初の抗原反応が強力であることが発症機序とされており，初診時にエピネフリンを使用するくらい重症である場合やβ受容体遮断薬を内服している場合に重症化しやすい[3,4]．今回の症例は，初診時にエピネフリンを使用するくらい重症であったので，再発の可能性は考慮する必要があったんだね．この遅発性（再発性）アナフィラキシーは，ほとんど最初の発症から24時間以内（平均4～8時間）で発症するとされている．初診時にエピネフリンを使用するような重症例は，たとえすぐに状態がよくなっても油断しないで，ステロイドやヒスタミンH1・H2受容体拮抗薬を使用して24時間は経過観察することが大切なんだね．

**アナフィラキシーはエピネフリンによる速効治療が勝負！
ただし，治療ですぐに改善しても油断するな**

① エピネフリンが必要なほどの初回重症は再発の危険あり
② 24 時間は慎重に経過観察しよう

読んでナットク！ 必読のエビデンス＆レビュー

1) Lee, J. M. et al.：Biphasic anaphylactic reactions in pediatrics. Pediatrics, 106：762-766, 2000
2) Smit, de V. et al.：Anaphylaxis presentations to an emergency department in Hong Kong：incidence and predictors of biphasic reactions. J. Emerg. Med., 28：381-388, 2005
3) Brazil, E. et al.："Not so immediate" hypersensitivity-the danger of biphasic anaphylactic reactions. J. Accid. Emerg. Med., 15：252-253, 1998
4) Brady, W. J. Jr. et al.：Multiphasic anaphylaxis：an uncommon event in the emergency department. Acad. Emerg. Med., 4：193-197, 1997

②臨床 Tips

卒後 4 年　内科医

51 カリウム補正の落とし穴
低カリウム血症の原因は？

　先日，四肢が動かないという 33 歳男性の患者さんが ER に搬送されました．基礎疾患に甲状腺機能亢進症があり，血清カリウム値が 1.9 mEq/l と低値であったため低カリウム性周期性四肢麻痺と診断しました．心電図で QT 間隔の延長も認めたため，重症の低カリウム血症と考えてマニュアルの記載どおりに 1 時間あたり 10 mEq のスピードで補正を開始したら，2 時間後には血清カリウム値が 6.0 mEq/l と高カリウム血症を呈してしまいました．マニュアルのとおりに補正をしたのに何が問題だったんでしょうか？

Answer　おっしゃるとおり，市販されている種々のマニュアルには「低カリウム血症におけるカリウム補正は，20 mEq/時のスピード，40 mEq/l の濃度を超えないように…」と記載があるが，カリウム補正のスピードを決定する際には，**低カリウム血症の原因を考えることが大切**なんだ．

　低カリウム血症の原因は大きく①**細胞内へのカリウムの移動**と②**体外へのカリウム喪失**（腎性喪失・腎外性喪失）の 2 つに分類できる．①の場合は体内のカリウム欠乏ではなく，分布異常が原因なので，マニュアルを深く検討せず鵜呑みにして治療を開始すると今回のように高カリウム血症になってしまうことがあるので要注意だ．細胞内へカリウム移動をきたす原因として，高度のアルカローシス・インスリン過剰・交感神経 β 作用の過剰（β 刺激薬使用，甲状腺機能亢進症）などが考えられ，今回のような甲状腺機能亢進症に合併する低カリウム性周期性四肢麻痺は細胞内へのカリウム移動による低カリウム血症の代表格なんだ[1]．

　低カリウム血症による四肢麻痺の症例において補正を行う際は，尿中へのカリウム排泄率を検討することが大切だ（尿中カリウム・クレアチニン比が 2.5 mmol/mmol 未満の場合は 3〜4 mEq/l 程度のスピードでゆっくり補正することがすすめられている．日本ではクレアチニンは mol 単位ではなく mg で示されることが多い．これで尿中カリウム・クレアチニン比を計算すると 0.225 mEq/mg になる）[2,3]．

反対に，カリウム喪失による低カリウム血症で，カリウム補充になかなか反応しない場合は，血清マグネシウム濃度をチェックして，マグネシウムの補正を考慮しよう（低マグネシウム血症はカリウム排泄を促進してしまう）．

　原因を考えた電解質補正ができてこそ，マニュアル鵜呑みの研修医から一歩進んだ上級医だね．

低カリウム血症治療の Tips

① 低カリウム血症の補正スピードは原因しだい（細胞内への移動？体外喪失？）．細胞内移動の場合はゆっくり補正（高カリウムの危険あり!!）
② 治療に反応しない低カリウム血症は，低マグネシウム血症をチェック

読んでナットク！ 必読のエビデンス＆レビュー

1) Lu, K. C. et al.：Effects of potassium supplementation on the recovery of thyrotoxic periodic paralysis. Am. J. Emerg. Med., 22：544-547, 2004
2) Lin, S. H. et al.：Laboratory tests to determine the cause of hypokalemia and paralysis. Arch. Intern. Med., 164：1561-1566, 2004
3) Lin, S. H. et al.：A simple and rapid approach to hypokalemic paralysis. Am. J. Emerg. Med., 21：487-491, 2003

③コミュニケーション
Q52〜Q62

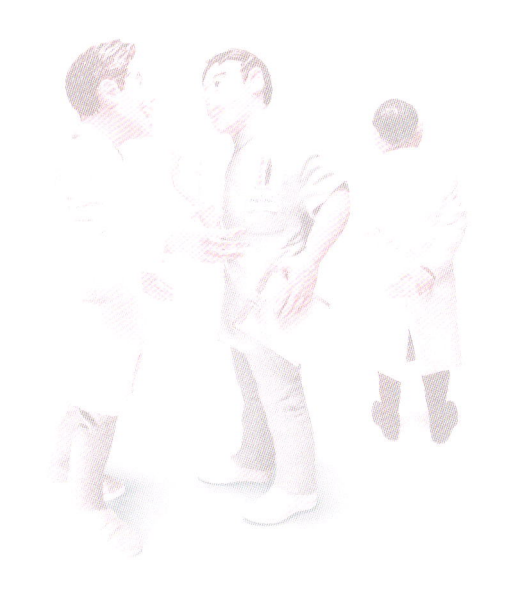

③コミュニケーション

卒後8年　内科医

52 文句を言った者勝ちってことはないんですか？

特殊なトリアージ

先日，外来窓口で大変文句を言っている患者さんがいました．70歳代の男性で，それはもうすごい剣幕で，「自分の息子は頭が痛くなったって言ってるんだ．昨日交通事故で受診している．手遅れになったらどうするんだ．ここは救急だろ！」って騒いでいました．患者さん自身は少し頭痛を訴えてはいましたが，それほどひどそうではありませんでした．カルテを見ても受傷機転はそれほど大きいとは思えませんでした．研修医が「すでに受傷から1日経っており，健忘なし，意識消失なし，麻痺なし，嘔吐なし，頭痛の程度は軽く，それほど重症でもないので，もう少し待ってください．ここは救急なので重症患者から診るところです」と説明していました．「わしが重症だって言ったら重症なんだ．お前なんかに何がわかる！」とまくしたてており，お互いの主張は平行線でした．それをみかけた私は，トリアージランクを一つ上げ，幸いほかに重症者もいなかったので，すぐに診察をしました．患者さんの家族は「研修医の言葉に優しさがない．こんな病院だとは思わなかった．何だ．この病院は！」と怒っていましたが，診察後は安心されたのか，人間関係も良好になり帰宅されました．

その後，研修医が「あれじゃ，文句を言った者勝ちみたいなもので，そんなトリアージはやはり卑怯じゃないですか！ 騒げば早く診てもらえると思えば，そんな人はいつも騒ぐようになるだけじゃないですか！」と文句を言ってきました．確かにその意見も一理あるとは思うのですが，このトリアージの方法って間違っていませんか？

Answer　この場の上級医のとった行動は正しい．トラブルになりやすいハイリスク患者はトリアージレベルを一つ上げるというのがトリアージの鉄則だ．医療者間でもトリアージを正確にするのは難しいのに，これがトラブルになりそうな場合は余計正確な情報が入りづらく注意した方がいいということ．また，他の患者さんや他の医療者もこの手の感情直情型のクレームにはホトホト弱っていることが多く，このような激怒患者を診察室のなかに入れた途端，みんなの平和が戻ってくる．窓口業務の事務員，看護師，研

修医，そして他の患者さんを危険から守るためにも，先生のとった手段は正しいと言える．

　一方，研修医の「騒いだ者勝ちだと思って，次回も騒ぐ」というのは実は当たっていない．この手のクレームの多い患者さんは，真剣に自分は重症だと思って受診していることが多く，また医学的知識をもちあわせていない（当たり前）ので，いかに自分の真剣さをアピールするかに終始して，結局大声を上げているということが多い．うまく自分の訴えを言語化できないもどかしさがあるとも言える．向こうも真剣であるから，いくら口先だけで診察もせず，「あわてない病態だ」と言っても信用されず，ましてや「救急は重症から診るんだ」というこちらの都合に合わせる余裕などももちあわせていないのである．風邪を引いて，布団をてんこ盛りにかぶって汗だくになったあげく，汗も（汗疹）ができたのを，大変な感染性の湿疹ができたと大騒ぎする人までいる．剣状突起をさも新しくできた癌だと言い張って早い診察を要求する人もいた．うちの赤ちゃんの尿の色がテレビのような青じゃない（オムツの宣伝では青い液体を尿の代わりに使用して吸収力をアピールしている）と，随分心配して夜救急にやってきた若い母親もいる．**患者さんはそれなりに真剣に悩んでいることに共感しないといけない．患者教育は診察をした後でないと効果を発揮しない．**安心した後は，患者さんも聞く耳をもつものだ．患者さん自身は検査漬けにされるよりも，しっかりとした説明のうえ，reassurance 確認と安心がほしいのだ．むしろ大騒ぎした自分を恥ずかしがる場合も多いが，「それは医療の専門家ではありませんから心配するのは無理もありませんよ」と一言付け加えてあげる余裕が医療者の方にほしいものだ．「こんなに軽症で騒ぎやがって」とダメ押しをしてはいけない．それは弱いものいじめにほかならない．

　とにかく気の動転した患者さんには，親身に体を乗り出して話を聞く．診察は詳細に行い，プロフェッショナルらしくみせる．**少し多めに診察をいろいろして，しっかり診察したということをアピールした方がいい．**そしておもむろに大丈夫であることを告げる．いい加減な診察や，ろくに話も聞かず診察もせずに，すぐに検査にいくようでは信頼は勝ち取れない．

研修医の陥りやすいミスは理路整然と教科書どおりに医学用語を並べて説明すること．例えば次のような感じ．

> 研修医「CRP は 0.2 しかないですし，あっ，これは炎症を表す検査です．そして白血球も正常なので，ま，熱発はしていますが，身体所見上も，ウイルス感染を疑いますから，心配ないですよ」
> 患者さん「？？？」

医療者間ではそれでいいが，ウイルスと細菌の違いがわかっていない人には外国語を聞いているようなものだ．患者さんは気持ちのもっていき方が違っている．まず，端的によいのか，悪いのかを伝える．

> 上級医「いやぁ，血の検査は非常にいいですね．よかったですねぇ」
> 患者さん「あぁ，よかったぁ」
> 上級医「じゃ，血の検査の結果を少し細かくお話しましょうか」

確かにこれでも患者さんは詳細は理解できないが，まず安心できる結果かどうかを教えてもらった方がはるかに役に立つ．そしてその後，平易な言葉で，詳細を説明すればいい．CRP や白血球，他の生化学検査の詳細な値はなかなか患者さんの頭には残らないものだ．

結局，研修医の言う「騒いだ者勝ち」と思っていることは少なく，むしろ「真剣に心配になっている」ことが本態なので，きちんとしたプロフェッショナルな態度で reassurance を行えば，その後の説明は聞いてくれる．同じ病態で次に大騒ぎして順番を飛ばせとは言わない．「救急って待ち時間長くて困ったもんですね．我々も努力しているのですが，なかなか人がいなくて」と医師が言えば，「先生方も大変ですね．ご苦労様です」と患者さんから返ってくることがほとんどだ．次回の受診のための投資だと思って優しく接するのが大事だ．ただ，医療者の患者教育がまったく心に届かない患者さんが非常にわずかながらいるのは間違いないが，それは悪気があるのではなく，説明を理解する知識をもちあわせていないことがほと

んどである．世の中，いろんな人がいて当たり前だ．決して我々の敵が患者さんではないことは肝に銘じておかないと，誤った患者対応をすることになるので，研修医にはきちんと指導しておく方がいいだろう．病院で故意に騒いでもそんなにいいことがあるわけないって，みんな知っているものだよ．

患者さんの真意をくみとって対応すべし

① 患者さんは真剣に心配している．訴えをうまく表現できずに騒いでいる
② 特別な処置よりも，医者の落ち着いた reassurance が大事
③ 患者教育は診察をして，患者さんが安心してから行う
④ 故意に騒いで診察を早くしようと毎回する人は非常に稀

読んでナットク！ 必読のエビデンス＆レビュー

1) 林 寛之．Dr. 林の当直裏御法度．三輪書店，2006
　⇒診断・技術よりも ER での態度や患者対応の裏技を中心に解説した本．上級医は読んでみてネ（本文引用なし）．

③ コミュニケーション

卒後 4 年　内科医

53 なぜか患者さんが拒否するんです !?
造影剤アレルギーにびびった !?

先日 65 歳の胸痛の患者さんが来られたんですが，高血圧の既往があり，痛みが移動し，心電図所見も非特異的で，やはり大動脈解離が疑われると思ったんです．特別アレルギー歴もなかったのですが，CT 造影剤検査の説明をしたところ，造影剤使用を拒否されました．そのときは，どうも肺炎による胸膜炎らしかったので，造影剤は結局不要だったのでよかったのですが，もし大動脈解離なら造影剤なしでは診断できないと思います．重い副作用として 1,000 人に 1 人は呼吸困難や意識障害，血圧低下が起こり，死に至るような非常に重篤な副作用は 10 〜 20 万人に 1 人（0.0005 〜 0.001 ％）起こりますと，説明書を見ながら説明すると，患者さんによっては厳しい表情で造影剤を拒否されてしまいます．かといって，いい加減に安請け合いをして同意書をもらって造影剤アレルギーでも出るといやなので，しっかりと説明はしたいと思いますし…．他の先生と比べて私は患者さんから拒否されることがしばしばあるので，ちょっと困っているんですが，いったいどうすればいいのでしょう？

Answer　造影剤アレルギーは類アナフィラキシー反応として有名な副作用を起こす．救急で働いていると，数年に一人造影剤を入れた瞬間に真っ黒になってしまうような，目も当てられないようなアナフィラキシーを起こす人も経験する．確かに○○タマが縮み上がってしまうような思いで，必死に蘇生することになると，造影剤以外の手はなかったのかぁ〜と，造影剤使用を呪いたくなるような気分になるものだ．

　造影剤による副作用は 4.6 〜 8.5 ％に起こり，アナフィラキシーは 1 ％，死亡は 0.001 〜 0.009 ％と頻度が低い．しかし患者さんにしてみれば，副作用の発現は all or nothing で，医療者も昨今の訴訟急上昇およびマスメディアによる医療者バッシングの風潮を鑑みれば，ついつい保身に走って「何が起こっても知らないぞ」みたいな説明がされてしまうのかもしれない．造影剤アレルギーは，喘息，造影剤アレルギーの既往に起こりやすく，また β 遮断薬内服中，高齢者，脱水，アトピー，肝腎機能低下，心疾患に起こりやすいことは知っておかなければならないが，非常に重篤な副作用

の起こるものでは既往歴がない場合も多いのだ．結局，**造影剤を使用すると決めたからには，患者さんの同意があろうがなかろうが，いつでもどこでも誰にでもすぐにエピネフリンで対応できるような体制が整っていなければならないのだ**．造影剤アレルギーの既往がある場合，17〜35％の確率で副作用が起こるが，どうしても造影剤を使う検査以外では，患者さんの予後に影響を及ぼすような疾患を同定できない切迫した場合には，造影剤を使わざるを得ない．ステロイドと抗ヒスタミン剤，エフェドリンの前処置で副作用は軽減できる[1][2]．

さて，正しく「びびる」ことができたうえで，考えてみよう．やはり副作用は稀なのである．**造影剤使用同意書なるものは，「副作用が出ても文句を言いません」などという免罪符では決してない！**のである．患者さんは，「この同意書にサインしてしまうと，もう副作用が出て死んでも文句も言えずに最後を迎えるのかぁ…」と，思い込んでしまうこともある．医師が神妙に「死んでも知らんぜ」などという話をしているようにしか聞こえないのでは，患者さんが検査拒否しても当然だ．重要な検査なのに，検査をしないで治療もできないというまったくもって患者さんに不利な結果になってしまうのは避けるべきだ．同意書があっても，副作用が出て医療者が適切な対応をせずに，患者さんが死亡すればやはり医療者の責任は問われるのだ．

患者さんにはこう説明するといい．

> 「同意書はあくまでも，『きちんと説明しました』というだけであり，副作用が出ても『医者は知りません』というわけではないんですよ．もちろん副作用が出たら適切にすばやく対応します．また稀ではありますが，もし副作用の症状が出たらすぐに教えてください．そのために副作用を理解してくださいという意味で説明しているんですよ」

さて適切に「びびる」ことができましたか？　あなたのCT室にはエピネフリン 0.3〜0.5 mg 筋注が即効でできる準備はありますか？　血圧が落ちてこない副作用発現早期に筋注がベスト．静注しか準備していないようでは，エピネフリンによる副作用発現の方が高くなってしまってだめですよ[3]．

造影剤アレルギーの心得

① **造影剤アレルギーは適切にびびる**
   副作用はやはり稀．喘息や造影剤アレルギーの既往などはしっかり洗い出すべし

② **造影剤使用同意書は免罪符ではない**
   副作用発現時にはすばやく対応することを約束し，患者さんに理解してもらうのが目的なのだ

読んでナットク！ 必読のエビデンス＆レビュー

1) Maddox, T. G.：Adverse reactions to contrast material: recognition, prevention, and treatment. Am. Fam. Physician, 66 ： 1229-1234, 2002
   ⇒正しく「びびる」ためには必読です．

2) Hagan, J. B.：Anaphylactoid and adverse reactions to radiocontrast agents. Immunol. Allergy. Clin. North. Am., 24 ： 507-519, 2004
   ⇒さまざまな造影剤に関しても言及した review．

3) Ewan, P. W.：Anaphylaxis. ABC of allergies. BMJ, 316 ： 1442-1445, 1998
   ⇒血圧がほとんど触れないなど，よほどの特別な状況下以外ではエピネフリンは静注してはいけない．アナフィラキシー治療のポイントは早期発見，早期治療．

③ コミュニケーション

卒後6年　内科医

54 よくわかってないんじゃない？
内服薬の理解はいかに

先日当直をしていたときに，78歳の患者さんが意識障害で夜間搬送されてきました．血圧190/100 mmHg，脈80，体温36.8℃．低血糖を同定し，ブドウ糖ですぐに治りました．研修医がその患者さんに何の治療をしているのか聞くと，糖尿病らしいことがわかりましたが，治療内容を聞いてもいまいちはっきりしませんでした．結局当院にかかりつけということが判明し，カルテを見ると，当院の内科に高血圧，糖尿病で通院中でした．糖尿病のコントロールも悪そうでした．

そこまではいいのですが，私がもう一度詳細に聞いたところ，本人は何の治療を何のためにしているのかよくわかってないらしく，昨日糖尿病の薬を飲み忘れたので，本日一緒に飲んだと言っていますし，糖尿病の薬はお腹がすくから，食後にまちまちの時間に内服しているようでした．自分で血圧を測定して，正常の場合は，勝手に血圧の薬をやめることもあると判明しましたが，それは主治医には叱られるので言っていないとのことでした．内服のコンプライアンスの悪い患者さんの対応のしかたとして何かいい方法はないでしょうか？

Answer　患者さんの個人的思いと内服パターンの間違いを見つけると何となくうれしくなってしまうのは私だけかしらん？何となくシャーロックホームズになったような気がしない？そして「あぁ，そんなことしてたんだ」ってなもんで，やっとうまく治療できる手がかりが見えたという感じかなぁ．こういう場合は叱るのではなく，患者さんの思いをしっかり受け止めて，そのうえで行動変容を促すように指導すればいいだけのこと．叱られるといやだと思って患者さんが口を開かないのは，普段の付き合いのしかたがフェアじゃないのかもと自己反省させられるね．

75歳以上の高齢者の1/3は4剤以上の薬剤を内服しているという．何かしらまとめてゾロゾロ薬を出してきて，よくわからないけど，医者が飲めって言うから飲んでいるというような感覚に陥ってしまうと，どの薬が本当に必要なもので（要らないものがあるってわけじゃないよ），どの薬が何のために飲んでいるのかということは，すっかり頭からすっ飛んでいってしまっても，しかたがないかもね．ここをしっかりさせるのがプロの腕の見せ所だ．ここで「NO TEARS」tool なるものを紹介しよう（**表**）[1]．

表 「NO TEARS」tool

N	Need and indication	必要性,適応
	・どうしてその薬が必要か知ってますか？ ・どれくらいの期間飲むのか知っていますか？（一生，一時的） ・薬剤以外の治療をしてみたいと思ってますか？ ・患者さんの薬剤に対する理解を促すために，薬剤リストを目の前で説明し，メモを付け加えながら説明する（薬剤の効能書きに丸をつけるだけでは理解されない）	
O	Open question	開いた質問
	・患者さんに自由に治療に対する自分の思いを言ってもらう ・内服薬は効いていると思いますか？ ・薬はきちんと飲んでいますか？ちょっと飲み方を変えていますか？ 　患者：「私の友人はお茶で治ったと言ってた」「私の友人も医者の薬は全部飲んでいない」	
T	Tests and monitoring	検査とモニタリング
	・内服中の血中濃度や他の検査が必要かどうかの再認識をチェックする	
E	Evidence and guidelines	エビデンス・ガイドライン
	・治療開始から今までの間にガイドラインの変更はなかったか？ ・投与量は適正か再確認を	
A	Adverse events	副作用
	・副作用が出現していないか？ ・副作用を発現するような他の薬剤や漢方薬，市販薬を飲んでいないか？ ・他の医者からも何か薬をもらっていないか？薬剤相互作用を見直すべし ・いつ薬を中止すべきか知っていてもらう	
R	Risk reduction or prevention	リスク評価・予防
	・内服薬によるリスク（転倒など）は大丈夫か？ ・必要に応じて薬剤の投与量を見直す	
S	Simplification and switches	単純化,薬剤変更
	・薬剤数，投与回数を減らすことはできないか？ ・どの薬が特に大事か，患者さんに再認識してもらう ・必要なら薬を変更する．その際にはその必要性を患者さんにしっかり説明する	

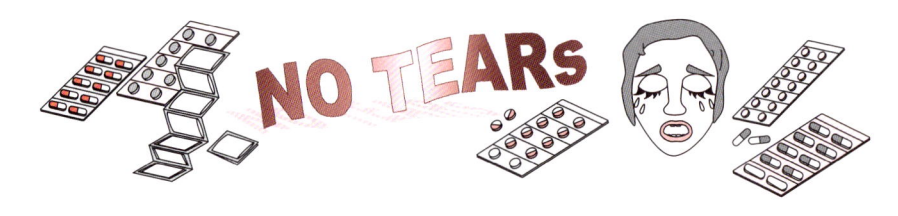

「涙なし…泣かなくってもいいよ」っていう感じかなぁ．患者さんおよび医療者自身に現在の内服薬を見直すいい機会を与えてくれるチェックリストなんだ．内服法に間違いを発見したらすぐに主治医に連絡し，治すための薬が副作用を出していないかどうか定期チェックし，医者は患者さんを守らないといけない．

　患者さんがきちんと理解しないと薬を飲んでくれないのは当たり前，飲み方が複雑なら忘れてしまっても当たり前，患者さんを守るのは当たり前だと心して，「NO TEARS」でチェックすれば，いつも診ている患者さんが思いもかけない飲み方をしているのを発見でき，その際は笑顔で患者さんの気持ちを受け止めてお互いが了承できる形で治療を進めていこう．

患者さんの内服状況をいま一度チェックしよう！

① たまには「NO TEARS」で患者さんの薬の飲み方をチェックしよう
② 患者さんが理解していないなら，まともに薬を飲んでくれないのは当たり前
③ 飲み方が複雑なら患者さんが飲み間違うのは当たり前
④ 患者さんを守るのは当たり前

読んでナットク！　必読のエビデンス＆レビュー

1) Lewis, T.: Using the NO TEARS tool for medication review. BMJ, 329 : 434, 2004

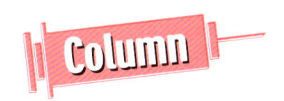

Column

薬剤投与ミスが多いのは？

　Hendeyらによると，真夜中の当直時，そして当直明けに処方ミスが多く，それも1年目の研修医に多いということがわかった[1]．日中であれば，1年目研修医といえど，2〜5年目研修医とミスの差はないが，どうも真夜中はダメなようだ．当直時，または当直明けの1年目研修医の処方はまず疑ってみないといけないネ．患者さんのみならず研修医も守るのが上級医の役目だもんね．研修医，特に1年目を放し飼いにして当直させている病院は，処方ミスも多くなるので，処方ミスのチェック機構をしっかりさせておかないとまずいかもねぇ．

参考文献

1) Hendey, G. W. et al.: Overnight and postcall errors in medication orders. Acad. Emerg. Med., 12 : 629-634, 2005

③ コミュニケーション

卒後7年 内科医

55 痛みを増幅してませんか？
どう声をかけるかが大事

注射や点滴，検査をするときに，前もって患者さんに「ちょっと痛いですよ」と言うのは，患者さんへの声かけとしては大事だと思うのですが，なかには注射がめっぽう嫌いな人がいて，注射しようとするだけで逃げるんです．「痛くないですか？」と聞かれて，うそをつくわけにもいかないので，「少しは痛いです」と言った矢先に，血管迷走神経反射で患者さんの顔色が真っ青になってしまいました．研修医には急に手技をしてはいけないと言っているんですが，前もって声かけしない方がいいのでしょうか？

Answer　声かけは確かに重要だね．事前に何をされるのか，何が予想されるのかは大事であり，患者さんの知る権利でもあるので，今まで通りに事前に声かけをしてあげる方がいい．ただし，患者さんの性格によっては，事前の忠告のおかげで過度に緊張してしまい，血管迷走神経反射を起こしてしまうことがある．くれぐれも患者さんを寝かせた状態で，注射を行う必要があるね．どんなに筋骨隆々としてがっしりした体格であっても，**なるべく患者さんは横に寝かせてから痛みを伴う手技をするように心がけたい**．実はペニシリンアレルギーやキシロカイン®アレルギーと言われている人たちの多くが，実は座位で痛み刺激を受けて，血管迷走神経反射が起こってしまい，それを重篤なアナフィラキシーショックだと思い込んでいる人が多いという．間違った思い込みをなくすためにも痛みを伴う手技は，患者さんを仰臥位にして重力の影響を受けないような配慮をしないといけない．

さて声かけの内容だが，局所注射をしているときに「痛いですか？」，あるいは造影検査をしているときに「気分が悪くなってきてませんか？　痒くありませんか？」と声かけをしている人がいるが，これはNGだ．医療者はいろんな検査に慣れているけれど，患者さんはただでさえこんな非日常的検査はしたことがなく緊張しているに違いない．そんなときに「どう

だ，具合が悪いか？」と聞かれると，思わず「ハイ」と言ってしまいそうになるではないか．「いいえ」と答えて，「やっぱりつらいと言うべきかしら」などと考え込んでしまって神妙な顔に患者さんがなってしまう．つまり，人を病気にするのはわけがないということだ．例えば，Aさんを病気にしようと思えば，朝からAさんが会う人会う人が口裏を合わせて，「Aさん，どうしたの？今日は顔色が悪いねぇ」と言えば，最初のうちは否定していたAさんもそのうち，実際自分はどこか具合が悪いんじゃないかと，思い込みはじめてしまう．反対に，笑いなどのポジティブ思考がナチュラルキラー細胞の活性を促し免疫が強くなるのは有名な話だ．だから，患者さんが思わず，「ハイ」と言ってしまったときの結果がいい方向に向かうような声かけをしたいものだ．つまり「痛いですか？」ではなく，「痛くないですか？」と聞き，「気分が悪いですか？」ではなく，「気分は悪くないですね？」と聞くようにするといい．

　Langらによると，IVRでの159人でのスタディでは，ネガティブな事前警告を受けた患者さんの方が，受けなかった患者さんより，痛みを感じる度合いが高く（痛みのスコアを最高10点として，3.9点 vs 2.8点），かつ不安も助長されて高かった（4.4点 vs 3.2点）と報告している[1]．事前の警告がネガティブな場合，「プラセボ」ではなく「ノセボ」効果（負利益な効果）があると言われる．**事前の警告も明るいポジティブな声かけをするようにしたい．**「ちょっと痛いですよ」ではなく，「思ったほど大して痛くないですよ」と言い，「痛いですから頑張ってください」ではなく，「頑張らなくていいですよ．頑張るのは医者ですから楽にしてください」と笑いをとればいい．

　言葉は言霊であり，患者さんの気分をいかようにもコントロールする力があることを知っておこう．

どうせ声をかけるなら… 医者は口八丁も大事なのだ！

患者さんが思わず，「ハイ」と答えたときに，ポジティブになるような声かけをしよう

- ×「痛いですか？」⇒ ○「痛くないですか？」
- ×「気分が悪くなってきませんか？」
  ⇒ ○「気分は悪くないですね？」
- ×「ちょっと頑張ってくださいよ」
  ⇒ ○「頑張らなくていいですよ．頑張るのは私（医者）だから，リラックスリラックス」

📖 読んでナットク！ 必読のエビデンス＆レビュー

1) Lang, E. V. et al.：Can word hurt? Patient-provider interactions during invasive procedures. Pain, 114：303, 2005

③コミュニケーション

卒後8年　内科医

56 ヘタな説明では肝心の治療にはつながらない!?

説明のしかたが患者さんの判断に大きな影響を与える

　患者さんや家族に治療の説明をするときは必ず「治療による利益（有効性）と危険（副作用）を説明して，十分に納得を得るように」と指導しているのですが，先日研修医から「僕が患者さんに治療について説明すると，いつも治療を断られてしまうんです」と相談を受けました．先日も，高血圧症と糖尿病で治療中の患者さんに脳梗塞予防のためのアスピリン内服について「アスピリンを内服すれば脳梗塞になる可能性を下げることができます．しかし，消化管出血の副作用もあるので，それは注意しなければいけません」と説明したところ，「そんな危険のある治療は行いたくありません」と言われてしまったようです．彼の診療態度は，熱心で説明内容も特に問題ないと思うのですが，指導医の私の指導のしかたが悪かったのでしょうか？

内科

Answer　患者さんへの治療法の説明は，研修医にはなかなか難しいよね．有効性ばかりを強調するのも問題であるし，反対に今回の相談のように危険性ばかりを過剰に心配されるのも困ってしまう．

　685人の外来患者を対象にした調査では，low risk low benefit な治療（有効性を示すエビデンスはあるけれど著効というわけではない．危険性も少ないという治療・脳梗塞予防のためのアスピリン内服や脂質低下療法，糖尿病性腎症進展予防のための ACE 阻害薬内服など日常外来診療の治療の多くはこれに該当する）について患者さんに説明した場合，有益性⇒危険性の順番で説明された患者さんは，危険性⇒有益性の順に説明された患者さんよりも治療に対する印象が悪くなり治療を受け入れなくなる率が有意に高くなったという報告がなされている[1]．つまり，治療の有益性を先に説明したからと言って，患者さんは治療に対して肯定的なイメージをもつかというとそうではなく，むしろ逆なんだよね．後味が悪いっていうのはダメなんだ．できれば，いい情報，悪い情報，そしてまたいい情報という具合に，いい情報で悪い情報をサンドイッチしてやる方が，受け止

めやすいと考える．かといって，もちろん患者さんを誘導してはいけない．

我々は，自分の説明の方法が患者さんの治療に対する判断に大きな影響を与えることを認識し，研修医に指導する際は，「有益性と危険性を羅列するのではなく，医師として自分の判断も丁寧に説明し，患者さんが十分納得するまでくり返し説明すること」を強調したいね．

これで納得！ 治療の説明

① 患者さんは治療の有効性を先に聞いたからといって，肯定的なイメージをもつわけではない．後味が悪いのは，ダメ
② 有効性・危険性・医師としての自分の判断を，患者さんが納得するまで十分説明すべし

読んでナットク！ 必読のエビデンス＆レビュー

1) Bergus, G. R. et al.： Presenting risks and benefits to patients. J. Gen. Intern. Med., 17： 612-617, 2002

③コミュニケーション

卒後5年　内科医

57 何かあったらって何？
医者の常識は患者さんの非常識

先日腹痛を主訴に22歳女性が来院されました．臍周囲の痛みですが，間欠性で，嘔吐なし，軟便1回でした．臍中心の圧痛は軽度で，腹膜刺激症状もなく，妊娠も否定されていました．バイタルサインも安定し，血液検査も異常なし．研修医が診察をして，非特異的腹痛であり，胃腸炎の初期かと考え，乳酸菌製剤を処方し経過観察としました．その後，2日後に本人が他院を受診され，虫垂炎と診断され，当院を紹介されたのですが，本人と母親は「盲腸もわからないのか！」と激怒していました．虫垂炎の初期は診断が難しいのは常識ですし，研修医に聞くと「何かあったらいつでも来てください」ときちんと言ったというのです．一応，全患者に「何かあったらいつでもまた来てください」と言うように指導しているのですが，それ以上に対策はあるのでしょうか？

Answer　「熱発」「心窩部痛」「炎症」どれをとっても患者さんにはなかなか理解のできないものだ．では，「何かあったら，来てください」とはよく医療者が使う言葉だが，「その何か」とは何か？　医療者から言えば，痛みが増強する，下痢の回数が頻回になる，頻回嘔吐になる，血便が出る，高熱が出てくる，右下腹部痛が出てくる，歩くと響くようになる，などなどその何かとは，疾患としてよりはっきりとした症状が出てきて，疾患が同定されてくるという意識がある．結局は感染性腸炎，虫垂炎，腸閉塞など医療知識に結びつけて特定の怖い疾患を考えているにほかならない．医学的知識のない患者さんにとってその何かとは意味不明の代物にほかならない．坐薬を処方したところ，患者さんから「あれは本当に飲みにくい薬ですねぇ」と言われて泡を食ってしまったことがある．ナント，患者さんは坐薬とは「坐って飲む薬」だと思っていたのだ．こんな極端なことは後にも先にも出くわさないが，患者さんの理解とは医学を学んだ者の理解とはかけ離れたところにあると考えて間違いない．

今回も患者さん側から言えば，「薬も3日分もらっており，まずは薬が効くまで我慢するのがスジっていうものだろうし，医者が『何か』と言ってもそれが何かわからなければ受診できない」と主張することになる．実

際には，「何か変わったことがあれば，すぐに来院してください」という指導が，曖昧で不適切であるとした判決がある（最高裁 1995 年 5 月 30 日判決）．この場合は新生児の黄疸の例であったが，黄疸そのものがどう悪化したら来院すべきか説明義務があるとされた．曖昧な指導では，「いつ再診してもいいと言っているのに，受診しなかった患者さんが悪い」という医療者の主張は認められない時代になったんだねぇ．

　頭部外傷だって，どういう場合に来院するか（嘔吐，意識障害，増強する頭痛，痙攣，行動異常など）を特異的に書き出した患者説明パンフレットをつくっている病院は多いのではないかしらン？腹痛やほかの症状も類にもれず，「医者の何か」は「患者さんの何か」なのかを噛み砕いて一つ一つの症状を説明しないといけない．そして，その内容をカルテに記載しておくのは当然ながら，その内容を患者さんが理解したことをもカルテに記載しておく必要がある．後で「言った，言わない」でけんかにならないためにも，ここまでカルテ記載することも必要だね．ホラ，言った，言わないで夫婦げんかも頻繁に起こっているでしょ？

「何かあったら」神話を見直そう

① 「何かあったらすぐに来てください」⇒患者さんにはまったく意味不明
② いつ再診すべきかの内容は、症状一つ一つを説明すべし
③ 説明した内容は必ずカルテに記載しておく
④ 説明する具体的内容は，パンフレットにしておくといい

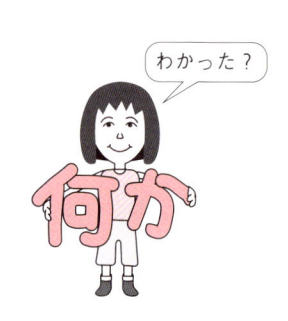

③コミュニケーション

卒後8年　小児科医

58 こら!! 説明に小難しい医学用語を使うな！

説明はわかりやすい言葉で．No Medical Jargon!

先日「救急外来を受診した小児の母親が怒っているので，助けてほしい」とコールがありました．母親に話を聞くと，「子供に熱があったので，私は点滴と抗生物質を出してもらうために，わざわざ夜に病院に来たのに，さっき診た若い医者はどちらもしてくれないって言うんですよ!!」とカンカンでした．

診察した研修医に事情を聞くと，「体温37.2℃とさほど熱発もなく，咽頭痛なし，鼻汁（びじゅう）少々，咳嗽少々，全身状態も良好なので，経口摂取で経過観察するようにお話しました．細菌感染ではなく，ウイルス感染症と考えられるので無駄な抗生物質は使用しないと説明しました」と言います．「本当にそのままの言葉でお母さんに話したの？」と聞くと，研修医はケロッとした顔で「そうですよ．何か間違っていますか？ ○○という感染症の本にも無駄な抗生物質の処方は避けるべきであると明記されていますし，そのリスクのエビデンスもしっかりしています」と答えます．確かに，彼は研修態度も熱心で診療内容は間違っていないんですが，やっぱりこれって問題ありませんか？

Answer　確かに，上級医へのプレゼンテーションとしては問題ないけど，子供の発熱を心配して救急外来を受診した母親に，このまま説明したのでは怒られるのも無理ないね．ま，突然ギリシャ語で説明されて，「どうだっ」てなもんで，腑に落ちない対応をされたという感じかな．英語で"It's Greek to me."っていうと，「さっぱりわからない」って意味なんだよ．患者さんにしてみれば，発熱ではなく「熱発」と言った瞬間から異次元の世界にワープしたような気分になってしまうだろう．「咳嗽」も患者さんには難しい．果たして，ウイルスと細菌の違いがわかる患者さんはいったいどれくらいいると思うのだろうか？ やれやれ…．研修医は所見を取るのに必死で，上級医へのプレゼンテーションも患者さんへの説明もうまく使い分けができなくなってしまうことがあるので，**指導医が自ら医学専門用語（medical jargon）を使用しないわかりやすい説明を見せてあげよう**．ちなみにjargon（ジャルゴン）って，怪獣の名前みたいだけど，専門用語とい

う英語なんだ.

　患者さんや家族は，医者の説明がわからなくても，「理解できません」とは言えず，頷いて理解したようにふるまってしまうことも多いし，医療者にとって常識であることも意外に理解されていないことが多いんだ.

　救急外来を受診した小児の保護者 122 名を対象にした調査では，我々が何気なく使っている医学専門用語を正しく理解していない（特に「髄膜炎」「傾眠」「ウイルス」「喘鳴」といった用語は正しく理解されていない．ただし，これは海外のスタディでの話です）ことや，「脱水の意味は理解していても，子供の脱水の具体的な症状を知らない」「38 ℃未満でも重篤な発熱と考えている」「半数以上の保護者が感冒の治療には抗生物質が必要と考えている」など医療者の常識と保護者の認識に大きな違いがあることを示している[1].

　研修医には，小児の保護者と我々医療者に認識の違いがあることを理解させ，保護者がどのような思考で治療行為を要求しているのかをよく聞き，共感の意を伝えて，平易な言葉で，共感的に説明するようにと，指導するといいでしょう.

> 例　「お母さん（お父さん）は○○が心配で，△△とお考えになっているのですね，そのお気持ちはよくわかります．元気がなくなると心配ですよね．いつもはもっともっと元気なんですね．はぁ，すごいですね．では今回の場合は，医者の意見としては，□□という理由で，点滴（あるいは抗生物質）までは必要ないと思います．ウイルスと細菌ってよく似ているようで，実は悪さのしかたも治し方も全然違うんですよ．…説明…．○○ちゃんの場合，ウイルスの風邪ですから，…という経過で治っていきますので，しばらくこの状態は続くでしょう．お母さん（お父さん）もご心配でしょうが，頑張ってください．○日後にまた診察させてもらって，うまくいっているかどうか確認しましょう．でもどうも風邪をこじらせてきたかなぁと思った場合は，いつでもすぐにまたいらしてください．お母さん（お父さん）に知っておいていただきたいのは，風邪をこじらせてきた場合の症状で，…」

また，親の熱恐怖症（feverphobia）に関しては，拙著『日常診療のよろずお助け Q&A100』を読んでいただけるとわかりますよ．ウフ．

医療者の常識≠患者さん・家族の認識

① 患者さんや家族は医学用語を正しく認識していない．まるで外国語！
② 説明に医学用語を使うな!! 誤解の原因

📖 読んでナットク！ 必読のエビデンス＆レビュー

1) Gittelman, M. A. et al.：Common medical terms defined by parents：Are we speaking the same language? Pediatr. Emerg. Care., 20：754-758, 2004
2) Lerner, E. B. et al.：Medical communication：do our patients understand? Am. J. Emerg. Med., 18：764-766, 2000
　⇒若年患者，都会の ER に来る患者，教育歴が低い患者ほど医学用語の理解が乏しいことを報告した研究（本文引用なし）．

③コミュニケーション

卒後4年　内科医

59 抗菌薬をください!! 点滴をしてください!!

抗菌薬・点滴大国ニッポン

当直で診た"カゼ"の子供を診察すると，母親からよく「念のために抗菌薬と点滴をお願いします」って言われます．経口での水分摂取ができれば点滴は不要なこと，ウイルス感染の場合，抗菌薬はまったく効果がなく，副作用出現の危険もあることを説明するのですが，なかなか理解が得られません．その場では納得して帰宅される場合でも，翌日には小児科を受診して抗菌薬を処方してもらっていることも多いようです．不要な抗菌薬処方や点滴を減らすにはどうしたらよいでしょうか？

Answer　「患者さんのためには，不必要な処置・処方はできるだけ使わない方がよい」という，あなたの姿勢は素晴らしい．「Do no harm. Do know harm」は医学の大原則だね．しかし，医学的に正しい治療をしてもそれが，患者さんの満足につながるとは限らないのが臨床の難しいところだ．

"カゼ"で受診した小児を対象にした調査では，抗菌薬を処方された割合は47％で，満足度は抗菌薬処方群の方が，されなかった群より有意に高く，最初の受診時に抗菌薬を処方されず同じ症状で再度受診した場合も，抗菌薬を処方された群の方が満足度が高かったんだ[1]．

別に，一般市民だけが抗菌薬にすがっているわけではない．医者の子供は非医療従事者の子供に比べて"カゼ"での抗菌薬処方率は低いが（オッズ比0.6），それでも4人に1人は処方されていて，ナースの子供では，非医療従事者の子供と処方率はほとんど変わらなかった（オッズ比0.9）という報告がある[2]．「カゼには抗菌薬は不要です!!」ってCDCがキャンペーンを大展開しているアメリカでもこの数字．「念のために抗菌薬出しておきますね」が外来でも病棟でも横行している「抗菌薬大国ニッポン」ではもっと高いんじゃないかなー．本当に「不要な抗菌薬使用」を減らそうと思ったら，国・学会にマスコミも巻き込んで一大キャンペーンを張らなきゃいけないと思うのは私だけじゃないはずだ!!

輸液に関しても，経口摂取が可能な場合は経口で十分であることが報告されているが[3]，「痛いことを我慢した方が早くよくなる」という文化が浸透している日本では，理解されないことも多いのが現状だ….

点滴や抗菌薬に限らず，医学的に不要だと思われる行為を患者さん・ご家族から要求されることってあるよね．そんなときは，「医学的観点からの自分の判断を説明する ⇒ それでも要求される場合は，その行為が患者さんに害を及ぼす可能性・確率を考える ⇒ 決して自分の信念を押しつけるのではなく最終的には患者さん・ご家族と相談して決定する」という Against Medical Advice の対応策に従うのが賢明だ．「面倒な説明をしても，患者さんの考えが変わらないなら最初から言われるとおりにしてしまえ!!」なんて，腐らないで頑張ってほしい!! 実は医師が十分な説明をしていないだけであり，多くの患者さんは医師の熱心な説明に感謝し，抗菌薬は不要になる．**医師の reassurance が最も大事な医療行為であることを再認識すべきだ．**考えてもみてほしい．ウイルスの大きさは 20 ～ 970 nm（ナノメートル：1 mm の 100 万分の 1）であり，細菌は 1 ～ 5 μm（マイクロメートル：1 mm の 1,000 分の 1），つまり細菌を 100 cm の大きさに拡大したとしても，ウイルスは 1 mm しかないのだから，戦い方が同じなんてはずもない．細菌とウイルスってこんなに違うものだという認識がないのが患者さんの素人たる所以であり，きちんと戦い方を説明しない

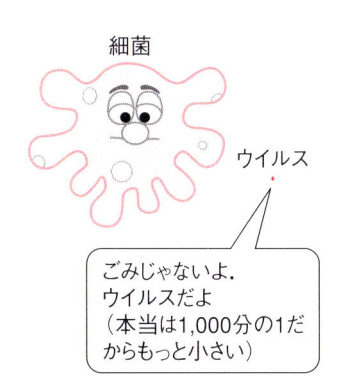

小児

細菌

ウイルス

ごみじゃないよ．
ウイルスだよ
（本当は1,000分の1だ
からもっと小さい）

③ コミュニケーション

のは医師の怠慢にほかならない．熱の高さのみで細菌性を疑うなんていうのは「ヤブ」なんだよねぇ．

　医師のアセスメントを説明したうえで，親と一緒に治療方針を決定・共有した方が医者の判断を押しつけるよりも満足度が高くなり，抗菌薬を希望する割合も減るという報告もあるんだ[4]．あなたと同じ考えをもち，説明の大切さを知る後輩を増やしてゆくことも地道な第一歩だから．良医の道は長く険しい….

かぜに安易に抗菌薬を処方してませんか？

① 医学的に正しい治療≠患者さん・家族の満足感
② 医師としてのアセスメントを説明し，一緒に治療方針を決定し共有する姿勢が大切
③ 熱の高さだけで抗菌薬を処方する医者にはならないようにしよう

読んでナットク！ 必読のエビデンス＆レビュー

1) Christakis, D. A. et al.：Association between parental satisfaction and antibiotic prescription for children with cough and cold symptoms. Pediatr. Infect. Dis. J., 24：774-777, 2005
2) Huang, N. et al.：Antibiotic prescribing for children with nasopharyngitis (common colds), upper respiratory infections, and bronchitis who have health-professional parents. Pediatrics, 116：826-832, 2005
3) Spandorfer, P. R. et al.：Oral versus intravenous rehydration of moderately dehydrated children：a randomized, controlled trial. Pediatrics, 115：295-301, 2005
4) Merenstein, D. et al.：An assessment of the shared-decision model in parents of children with acute otitis media. Pediatrics, 116：1267-1275, 2005

③ コミュニケーション

卒後8年　内科医

60 年功序列でなかなか文句も言えないが…

危険な上級医

どこの病院にもいるんですが，研修医をゴミのように扱い，当直なのに研修医がよんでも来てくれないような上級医がいます．コンサルトをしても命令口調で威張り散らして，なんとか来てもらうように言っても，結局来院まで3時間もかかるようなこともあります．患者さんのためにも，このような危険な上級医はなんとかならないか研修医から相談を受けるのですが，結構上の先生でもあり，駆け出しの指導医の私が言ってもなかなか改善してくれそうにもありません．むしろ逆ギレしてしまい余計大変なことになるのが，火を見るより明らかです．研修医の苦情もよくわかるのですが，指をくわえてみているしかないのでしょうか？何か手を打つべきでしょうか？

Answer　問題のある研修医がいれば，問題のある上級医がいてもおかしくはない．どんな上級医でも学ぶべきところはあり，問題のある上級医は反面教師として，あのような医師になってはいけないというお手本になっている．

　ただし，実際に患者さんに不都合が起こるようでは遠巻きにみているわけにもいかない．そんな上級医に対する対応のしかたを少し考えてみよう．どうせ怒られるのなら，**最初から謝ってしまってからコンサルトする**のもいい．どうせアホ，馬鹿，カスとよばれても，その程度の会話能力しかないのだから，そんなもの社交辞令に等しいと思って聞き流すといい．「アホ，馬鹿，カス」の言葉のうえに「やぁ，元気か，いったいどうしたんだい」とルビをふってやればいい．最初に不満をぶちまければ，多くはそのうち忘れてしまうようだ．瞬間湯沸かし器ほど器の小さいやかんであるということ．大目にみてあげる余裕をもつといい．

　その**問題のある上級医の趣味や機嫌のよくなる話題から入る**のも一つの手だ．別に卑屈になっているわけではない．患者さんのためにその上級医に機嫌よく働かせるのも大事なテクニックであり，それもコンサルト技術なのである．もし危険な上級医と意見が合わない，または明らかに間違っ

救急

表●危険な上級医の対処法

最初に謝って頭を下げてしまう	⇒「先生，こんな時間にすみません…」
機嫌よく働かせる	⇒（最も喜ぶ話題を出す，いいところを探して褒める）
プライドを傷つけない操縦を心がける	⇒（つくり笑顔，ささやき声，下手に出る）
腹が立っても患者さんのためと割り切る	⇒（腹立ちをコントロールしないと自分も不機嫌になり，同僚や患者さんを傷つけてしまう）
当直のあて方を操作してもらう	⇒（優秀な医師，研修医，お気に入りナース）
患者さんと二人きりにしない	
救急マニュアルをつくってしまう	⇒当該科医師の確保手順を決めておく．診療部長から次の医師を確保してもらう
問題行動の医師の更生プログラムを院内につくるように提言する	

ている場合は，鬼の首をとるような態度でアプローチすると意固地になって逆ギレする場合があるので要注意．常に逃げ道をつくった形で示唆するのがいい．**プライドを傷つけないように，つくり笑顔で，ささやき声で，質問形式でオプションを提示すると，うまくのってくる**（…かもしれない）．コンサルトする側だって人間だ．頭にくるのも当然だが，瞬間湯沸かし器になって同じ土俵に立たないように，これも患者さんのためと割り切る勇気も必要だ．

では，病院の体制としてはどんなことができるか．危険な上級医のときには，優秀な医師や研修医，看護師がカバーできるような勤務に操作するのもいい．コンサルトしても来てくれないと文句を言っても最大の不利益を受けるのは患者さんであり，患者さん中心にどう対応すべきかをまず考えるべきだ．愚痴を言う前に，その科の別の医者を確保する方が先決であるのは間違いない．それを公明正大にするためにも**病院のマニュアルの整**

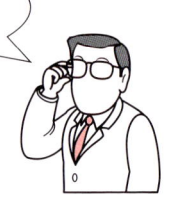

備を徹底しておくとよい．

- 拘束医をコンサルトした場合，30（〜60）分以内に病院に来ること
- 拘束医を適切な時間内に確保できない場合は，当直担当医師は当該科の別の医師を探さなければならない
- 医師の確保が困難な場合は，診療部長に連絡し医師の確保を依頼する．もし診療部長に連絡が取れなければ副院長，院長の順に連絡をする

　以上のような文言を病院のマニュアルに記載しておくように院内の会議にかけておく．**マニュアルは院長命令であり，もし問題のある医師がつかまらなくても，一定の時間を過ぎて医師の確保ができない場合には，他の医師を堂々と探してもいいことになり，病院の管理職を早くから巻き込むことができる．**そうなれば病院のいわゆる管理職から問題のある医師に厳重な注意が行くのは間違いなく，あなたはマニュアルに沿った行動をしただけであり，それは義務であると言える．

　アメリカでは薬物中毒，アルコール依存などの医師の更生プログラムがある．医師であっても家庭で問題を抱えたり精神科疾患にさいなまれて仕事に支障をきたすことだってある．問題行動の医師も何らかの別の問題を抱えていることがあり，そのような問題を解決して医師を支える手段を病院がシステムとしてもつ必要がある．危険な上級医といえど私生活でかなりストレスにさいなまれている場合もあるので，決してそれが患者さんのマネージメントに支障をきたすことの言訳になってはいけないが，ある程度の理解を示すようなカウンセリング的視点をもつといいだろうね．

危険な上級医の対処法

① 危険な上級医のコンサルト技術を磨くべし
② 病院のシステムとして患者さんに不利益が来ないようなマニュアルの整備が必要
③ 危険な上級医もワケありのことがあり，更生プログラムを病院でもつといい

③ コミュニケーション

卒後 10 年　総合内科医

61 患者さんへの怒りを静める方法は？
怒っちゃいけないことはわかっているが…

　最近，患者さんに対し腹が立つことが増えてきました．こちらの苦労も知らないで，なんでも要求が通ると思っている，少しでも診療がうまくいかないと，すぐに「医療ミス」だと言う，待たされてイライラするのか診察を受ける前からけんか腰，そんな患者さんたちにキレそうになります．

　普通にしているのに「サービス業なんだから偉そうにするな！」なんて怒られると，「お前なんか診たくない」と言い返したくなります．公的病院で働いているときには「税金を払ってるんだから，お前らは税金泥棒だ！」と言われますが，「こっちの方がたくさん税金払ってるワイ！」と言い返したくなる衝動に駆られます．この気持ちのやり場がどこかにないものでしょうか？

Answer　日本の患者さんの過剰な要求は，これまでの医療への反動みたいなところがあって，確かに医者も成長しなければいけないのだろう．けれど，無茶な注文に対しては毅然とした態度を示すことが必要だ．また，プロの名に恥じないためには，怒るときだって冷静でいなければならない．自分の感情を表に出すことが，その患者さんにとって，まわりの者にとって，病院にとって，どのような結果を導くかを考えておかなければならない．

　2006 年にアメリカのジョンズホプキンス大学一般内科のグループから発表された研究では，プライマリーケアに従事する 30 人の医師に対し，どの程度患者さんに敬意を示しているかを尋ねている[1]．その結果，「**十分に敬意を示した**」と回答があったのは 34 ％の患者さんに対してであり，**患者さん側もおおむねそのような医師の態度を感じとるものであることが判明した**．あぁ，ばれているんだよネェ．患者さんの性別・人種・健康状態や医師の性別・人種・経験年数，それに医師と患者さんの人種の違いなどは，敬意を示す傾向と関係なく，患者さんの年齢が高い場合や以前からよく知っている患者さんの場合は，より敬意を示す傾向にあった．敬意を十分に払っている患者さんに対しては，より積極的なアプローチが行われ，患者さんに提供する情報量も多かった．

　医師の経験年数と患者さんに示す敬意との間に関連がなかった結果は，

妙に納得できるというか，ベテランには耳が痛いというか….

　この研究は，アメリカのプライマリーケア医が必ずしも患者さん全員に十分な敬意を示しているわけではないという現状報告でもあるが，**よい診療を行うためには敬意をもって患者さんに接することが望ましい**という大切なメッセージが込められている．

　だいたい，救急の当直をしていれば，生意気な若い患者さんがやってくるし，顔なじみではない患者さんがほとんどだし，そのうえ待たされて怒っている．患者さんとよい関係を築くにははじめから厳しい条件がそろっていることもわかる．

　アメリカの救急医学のテキストには，自分の気持ちを落ち着かせる方法として，**Prayer（祈り），Zen（禅），Yoga（ヨガ），Transcendental meditation（超越瞑想），Autogenic training（自律訓練），Progressive relaxation（段階的リラクゼーション法）**などが有効であると紹介している[2]．

　難しい方法はよくわからないが，「禅」や「ヨガ」がこんなところに出てくるとは，東洋人としてはチョッと誇らしいなぁ．でも，日本人だってそんなになじみはないよね．日本人ならみんな空手ができて，車が直せると思っている外国人もいるんだから！？

　禅の境地に達するにはほど遠い未熟者の場合はどうしたらよいのか．まさにエビデンスのない世界だ．自分に合った方法を見つけ出すのがベストだと思う．やっぱりどこか遊びにでも行ってストレス発散しますかね？

　なんだかやたらに怒っている患者さんを診療するときには，心の中で「**おこりんぼさん**」とよんでみてはどうだろうか？ 暴力的な患者さんは「**こまったさん**」．心の中で「さん」付けで接していると，敵意も多少は共感に変わりやすい気がする．なぜ，この患者さんはこんなに怒っているのか？ どう対応するのが一番よいのか？ 少し離れた視点で冷静に患者さんを評価できるように思う．

　理不尽なことを言われて，客観的に相手を評価するには，「**チューリップ法**」という離れ業もある．「患者さんの頭にチューリップの花が咲いているところを想像する」という方法．ホラ，思わず怒りが冷めてしまうでしょ．ただし，試す場合には，怒っている患者さんの前で笑い出さないよ

うに注意しよう！？

　えっ．そんな方法では怒りが収まらないって？？ やっぱり永平寺に禅の修行に行きますか？？？

怒りをコントロールしてこそプロ

① 患者さんに対し，感情的に怒りを表すのは避けるべし
② 患者さんに対し敬意を払うことはよい診療結果につながる
③ 自分なりに気持ちを落ち着かせる方法を編み出そう

📖 読んでナットク！ 必読のエビデンス＆レビュー

1) Beach, M. C. et al.： Are physicians' attitudes of respect accurately perceived by patients and associated with more positive communication behaviors？ Patient Educ. Couns., 62： 347-354, 2006
2) Wellness, Stress, and the Impaired Physician. Richard Goldberg： Rosen's Emergency Medicine, 6th edition. Concepts and Clinical Practice. pp3174-3179, Mosby, 2005

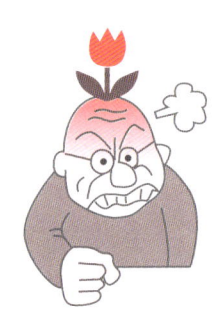

③ コミュニケーション

卒後 20 年　血液内科医

62 後片付けの指導方法は？
後片付けは大人に教えることか？

病棟や外来の看護師たちから，「研修医の先生が診察した後が片付いていない」と何度もクレームが入ります．テキストが出しっ放し，X線フィルムがシャーカステンにかかったまま，処置後の器材が放置されている，などなど．看護師からは「後片付けをするのは私たちの仕事ではありません．皆さん，大人なのですから自分で出したものは自分で片付けるように指導医である先生から注意してください！」と言われます．私としても，何度も同じ注意をするのがイヤになってきました．こんなことは子供の頃の「しつけ」の問題なのではないでしょうか．とうとう看護師さんには，「お母さんでもよび出そうか」と返答をしたほどです．何かよい方法はないでしょうか？

Answer　古き良き（？）時代には，医師が散らかした後でも看護師さんが片付けるのが一般的だったのかしらン？ 今でも一部の小規模の病院では，そんな風習がまかり通っているようだが，臨床研修指定病院となるような大学病院や地域の基幹病院では，そんなわけにはいかず，指導医にクレームが跳ね返ってくるのが当然だ．「後片付けは看護師の仕事だ」などと言っている年輩の医師がいたとしても，手本にするわけにはいかないし，「疲れているのだからしかたがない」と言えば「じゃあ誰が片付けるのですか」となってしまう．医療費が湯水のように使えれば，「片付け係」を雇うことができるけど，財政事情の厳しい日本ではとても考えられるはずもなく，幼い頃に後片付けを学んでいなければ，研修医時代に身につけてもらうしか方法はない．

指導医が研修医を一同に集めて注意を促しても，医局にお触れ書きを貼り出しても，研修医全員に院内メールを送っても，なかなか徹底しないのが現実だ．誰が散らかしたか特定できれば直接本人に注意するんだけど，「張本人」が特定できない場合も多い．「自分はいつも片付けている．他の先生です」と言われれば，「そうか」としか言いようがないしねぇ．

指導医が日頃の診療でお手本を示すのは当然として，「片付け当番」の創設はどうでしょう？ 外来なら外来，病棟なら病棟でその日の当番を決

め,「毎日○時には,今日の当番の○○医師が片付けを確認する.片付いていない場合は○○医師が片付ける」とする.自分でなくとも,他人が散らかした後を片付けなければならないとなれば,自分自身も気をつけるようになるだろうし,同級生同士,自然と注意しあうようになるだろう.小学生の日直のようで少し情けないけど,「お母さんをよび出す」よりもよい方法ではないかしらン？

後片付けもできないとは…トホホ

① 自分で散らかした後は自分で片付ける
② まずは,指導医から手本をみせよう
③ 後片付け当番も一考では

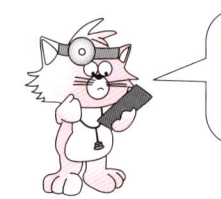

> 猫でもおしっこの後は砂をかけるんだニャー.
> 人間の医者って情けない奴が多いんだニャいかしらン？

④controversy
Q63〜Q72

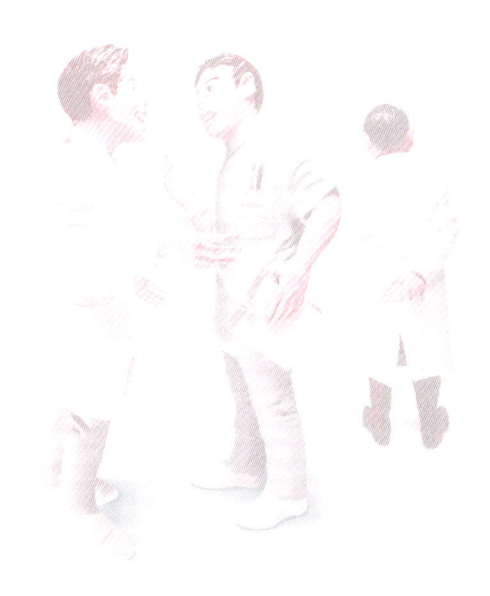

④ controversy

卒後5年　小児科医

63 「やらない方がいいんだけどねぇ」
医学的に正しくないことを上司に強要されたら…困った上司の対応法

全科

　ミノサイクリンをはじめとするテトラサイクリン系抗生物質は，歯牙着色の恐れがあるため8歳未満の小児には原則禁忌となっているのですが，うちの上司は1～2歳の患児でも，マイコプラズマ抗体価80倍（シングル血清）くらいで躊躇せずミノサイクリン点滴静注をします．歯牙着色のリスクは説明していないし，マイコプラズマ感染症だという証拠も不十分なので私はどうしても気になって，ある日その上級医に尋ねてみたのですが，①歯牙着色は命にかかわらないし，確率的にも高くない．②マクロライド系薬は飲みにくく，注射薬もない．またテオフィリンとの相互作用も無視できない．③ペア血清は時間がかかる．といったような理由をあげられた後，「私は治ればいいと思っています．あなたのやろうとしていることは，医療ではなく科学です．私のやり方が不満なら，あなたの仕事はすべて取り上げます．どうぞ自分で患者さんを探してきてください」と言われてしまいました．まぁ逆らえるわけもなく，方針に従ったのですが，自分も医者の端くれ，何となくスッキリしません．納得のいく答えを教えてください．そして，こんな困った上司にはどのように対応したらよいでしょうか？

Answer　「医師としての良心」と「上司の圧力」の狭間で悩んでいるんだね．医者の世界ではパワーハラスメントを訴え出る機関もないし，ストレスが溜まるけど愚痴ってばかりでは何も解決しないから，ココは一つ医療について考え直す機会と割り切ってみよう．あなたが，今の無力感を忘れなければ，きっと後輩から信頼されるイイ先輩になるよ．相手の態度は，自分の態度の鏡ということもありえるので注意が必要（まぁ，そうでないとは思うが）．青二才に「先生のやり方はEBMからは間違っている」「先生の考え方はもう古くて…」などという口火の切り方をされると素直に後輩の意見を聞く気がしなくなるというもの．年功序列にどっぷり浸った年配の医師にはこの状況は，正論であろうがなかろうが論破したくなってくるものだ．相手の間違いを指摘するのではなく，**相手の優越感をくすぐるようなアプローチで思考過程を探るような質問のしかたを覚えた方がいい**．

まずはミノサイクリンについて

　ご指摘のとおり，ミノサイクリンは確かに小児には歯牙着色（黄色くなっちゃう）のリスクがあって原則使用しない．美容上，前歯の生え揃う10歳ぐらいまでは避けた方がいい．頻度はテトラサイクリンやミノサイクリンによる歯牙着色は3～6％と報告されている[1]．大人になってからでも歯牙着色は症例報告されている．それでもテトラサイクリンが第一選択になる感染症はほとんどないのが現状であり，臨床医はその適応を十分考慮すべきである．ロッキー山脈紅斑熱やエーリキア症，ブルセラ症などまれな事例では小児でも使用されることがあるのも事実．ただし，あくまで歯牙着色は容量依存性であり，蓄積効果によるので，確かに単発で使用しても重篤な副作用は起こりにくい．

　イタリアの小規模スタディ（41人）では，ブルセラ症の小児に3週間ミノサイクリンを投与してもコントロール群と比較して歯牙着色は有意に増えなかったと報告している[2]．このスタディ，暴露群もコントロール群も34～36％も歯牙着色や歯牙欠損が起こっているので，いったいどんな歯の磨き方しているんだって言いたくなり，信憑性がトホホ…なんだけど．日本でもマクロライドの乱用で，マクロライド耐性のマイコプラズマも報告されている[3]．確かにミノサイクリンは注射があるので，効果がよりありそうに感じるが，経口薬のマクロライドでも十分効果が期待できる．ただ，日本の通常の投与量は欧米に比べて少ないので，キレが弱い印象はぬぐいきれない．患者さんの反応に合わせてマクロライドの種類を変えたり，投与量を変更するのは医師の裁量で行えばいいだけのことで，患者さんの歯が黄色くなってもいいというのは確かに少し乱暴だね．"Do no harm. Do know harm"は臨床家としてはいつも心に刻みたい言葉だ．

　1954年のSchwarzerらによる小児のテトラサイクリン使用量検討の研究[4]で，歯牙着色が判明し，小児投与は控えるべきということになったが，実はこのスタディでは現代では抗生物質投与の適応にならないはずのウイルス感染も多く含まれていたことがわかっている[5]．もう50年も経てば，今の常識も古いものになるんだろうねぇ．'94年の調べでは，アメリカで小児によく使用される薬剤80種のうち，FDAの小児使用の承認がおりているのはわずか4種類だけだったとも言われている．小児に優しい薬は何かという命題はいつまでも完全に解かれることはないのだろう．

副作用のある治療を行う上司の対応について

1）致死的ではないが，副作用があり使用を推奨されていない薬剤を説明もなく使っていることに対して

薬剤の添付文書に書いてある副作用に関して，説明なく使用して，患者さんに迷惑がかかったら，重篤でなくても医師の説明義務違反に問われることは覚悟しなければいけない（今回のミノサイクリンだけじゃなくて，EB ウイルスによる咽頭炎でペニシリンを使って皮疹が出ても「診断がついてよかったじゃないか」などと居直る人もいるから本当に困ったもんだ）．**添付文書に反する薬剤使用**（心不全の患者さんに NSAIDs を処方する場合，腎機能低下の患者さんに ACE 阻害薬を処方する場合など）**を行う場合は特に，リスクと利点と代替の治療法を説明し，患者さん本人**（この場合はご両親）**に判断してもらうという姿勢を貫いた方が**トラブル回避のためにも賢明だ．今回の場合は直接上司に詰問するのではなく，①薬剤師の先生（できれば薬剤部長クラス）に疑義紹介をかけてもらうように根回しする，②「先生，僕（私）の説明では，ご両親に納得してもらうことができませんでした．先生の上手な説明方法を勉強させていただきたいので，ぜひいっしょにご両親とお話していただけませんか？」と，少し出来の悪いが勉強熱心な部下を装うのがいいんじゃないかな．部下に褒められて，お願いされると悪い気はしないものだから．

もう一つ，もし，この上司の先生がこの臨床スタイルで「患者さん・ご家族からの信頼は抜群で，文句一つ出たことはない」のであれば，その信頼を得る技術を分析して盗んでおくことは，臨床医として絶対に役に立つ！「医者の腕はいまひとつだけど，患者さんの心をグッと掴んで離さない」なんて不思議な先生はどの病院にも一人くらいいるでしょ？勤勉なあなたが，そんな達人のコミュニケーション能力も自分のものにしたら鬼に金棒じゃない？

2）正しい診断基準を用いないで，疾患の治療を行っていることについて

これも難しい問題だね．だけど，「ペア血清は時間がかかるし…」という上司の気持ちもわからなくもない，だって細菌感染症の確信もなく，白血球と CRP の値だけで抗菌薬を使う国なんだもの…．市中肺炎は細菌性

なのか非定型なのかを患者さんの病像などから総合的に判断して治療を開始するわけだから，マイコプラズマ抗体価そのものが治療開始を左右するわけではない．上司は他のパラメーターからマイコプラズマ肺炎を疑った可能性もあるね．ここも一つ「先生，私は○○さんの…という症状からでは，××（この場合はマイコプラズマ感染症）の可能性が高いと考えることができませんでした．先生が，どのような点に注意して××と診断できたのか教えていただけませんか？　自分の勉強のために今回はポストの抗体価も測定してよいでしょうか？」（自分はできなくて，相手はできたと強調するのがポイント）と，下手に出る作戦がいいんじゃないかな．

　上下関係なく建設的に議論することが苦手なのは何も医者だけに限ったことじゃないのはこの国の特性だ．自分のストレスマネージメントのためにも「上司のプライド」に配慮することは大切だね．

困った上司との対応法

① 上司と患者さんの狭間で困ったら…
　すべては患者さんの利益が優先，できない部下を装って，上司を説明に巻き込め
② 上司に質問するときは，プライドをくすぐるようにすべし
③ どんな上司も一つくらいは学ぶことがある（反面教師も含めて）

📖 読んでナットク！ 必読のエビデンス＆レビュー

1) Sánchez, A. R.: Tetracycline and other tetracycline-derivative staining of the teeth and oral cavity. Int. J. Dermatol., 43： 709-715, 2004
2) Cascio, A. et al.: No findings of dental defects in children treated with minocycline. Antimicrob. Agents Chemother., 48： 2739-2741, 2004
3) Morozumi, M. et al.: Emergence of macrolide-resistant Mycoplasma pneumoniae with a 23S rRNA gene mutation. Antimicrob. Agents Chemother., 49： 2302-2306, 2005
4) Schwarzer, S. et al.: Tetracycline： studies on absorption, distribution, excretion, and clinical trial in children. J. Pediatr., 43： 285-292, 1954
5) Smith, A. L.: Tetracycline： Studies on absorption, distribution, excretion and clinical trial in children. J. Pediatr., 145： 207, 2004

④ controversy

卒後 6 年　内科医

64 超一流誌の論文だから大丈夫？
医学論文のその後は…

全科

　抄読会などで読んだ論文の治療法を実際に患者さんに適応するには注意が必要であることは理解できたのですが（Q9 参照），超一流の医学雑誌の論文が掲載されると，ついつい無批判に受け入れてしまいそうです．実際のところ超一流誌に掲載される「○○には△△が有効だ!!」というセンセーショナルな論文ってどれくらい信用できるものなのでしょうか？

Answer　なかなか難しい問題だね．学歴・学閥やインパクトファクターが大好きな日本では「…（雑誌名）に掲載された論文」という権威をありがたがる風潮が横行していて，製薬会社の MR さんも「先生!!　○○（薬品名）の有効性は…（雑誌名）にも載っていて，エビデンスは確立しています!!」ってな調子で攻めてくるから注意が必要だ．MR さんから仕入れた論文の結果や結論だけを読んで「俺はエビデンスに基づいて治療をしている」なんて自己陶酔してる困った医者ってあなたの周りにもいるでしょ？

　New England Journal of Medicine, JAMA, Lancet といった有名な臨床医学総合誌やインパクトファクターが高い専門領域の雑誌に 13 年間で 1,000 回以上引用された論文を調査した研究では，該当する 49 の論文のうち 45 論文は「…という治療法は有効だ!!」というセンセーショナルな結論の論文であったが，このうち 7 論文の結論は後の追試で結論が反対（つまり「…は無効である」という結論）になり，7 論文は追試で「有効性は，それほどでもない」という結論になったと報告されている[1]．つまり，**超一流雑誌に掲載され頻回に引用されている論文であっても，「…は有効だ!!」という論文の約 3 分の 1 は結論がひっくり返ったり，有効性が最初に言われたほどでもないということなんだ．**

　インターネットが普及し，情報のスピードが重視されるあまり，○○ポストとか△△新聞という某国の一流報道誌でさえ情報の信頼性の確認が必要な時代になっている．有名な医学雑誌に掲載される論文をチェックして「…という論文があるよ」って教えてあげることも上級医の大切な役割だ

けど，これらの論文を鵜呑みにしないで批判的に吟味し，慎重に検討する姿勢を見せつけてこそ本当に患者さん思いのデキる上級医だね．

超一流誌の論文だからといって…

① 1/3 は結論がいまいち
② 自分で吟味しないとダメ

全科

📖 読んでナットク！ 必読のエビデンス＆レビュー

1) Ioannidis, J. P.：Contradicted and initially stronger effects in highly cited clinical research. JAMA, 294：218-228, 2005

④ controversy

卒後5年　消化器内科医

65 その腹部X線本当に要るの？
ほんとに必要その風習

先日，夜中に上部消化管出血疑いの患者さんが搬送され，たたき起こされました．何とか目を覚まして救急外来に行ってみると，血液検査と輸液しかされていなかったので「何でX線も撮ってないんだ‼（俺が研修医のころは，検査結果をすべて揃えてから上級医をよぶのが当然だったのに…）」と思わず怒ってしまったのですが，逆に研修医から「先生，消化管出血のときの腹部X線ではどんな所見を注意して読影すればよいでしょうか？」と質問されて，自分も上司に言われて続けていたからという以外に撮影する理由が見当たりませんでした．研修医を怒っておいて恥ずかしいのですが，消化管出血のときに腹部X線って必要でしょうか？

Answer　なかなか痛いところをついてくる鋭い研修医だね．夜中によび出されて怒っているあなたに，こんな鋭い質問ができるなんて，よほど信頼が厚いんだね（後輩が恐れ知らずの大物なのかもしれないけど…）．消化管出血時の腹部単純X線写真に関してなんだけど，腹膜刺激症状がない上部消化管出血患者を対象にした調査では，腹部単純X線の所見がその後の治療方針に影響を与えた症例は0％であったとされているんだ[1]．別の報告でも，救急外来で施行される腹部単純X線で，その後の治療方針に影響を与えたものは7％しかないとされている[2]．これらの報告を考えると，**腹部X線を施行するのは，腸閉塞を疑うとき，消化管異物を疑うとき，尿路結石を疑うときのKUB，立位になれない患者さんの腸管穿孔によるフリーエアーを探すときの臥位＋側臥位（立位が可能であれば胸部X線の方がよい）に限定でき，かなりの腹部単純X線撮影を安全に減らすことができる**ね．

上司の命令で伝統的に行ってきた習慣に疑問をもつことができたあなたの柔軟性が，後輩が気楽に質問できる雰囲気をつくり出しているんじゃないかなー．本当に素晴らしい，上級医の鏡だね．

チョット待て,ほんとに要るか,その腹部 X 線

腹部単純 X 線がその後の治療に影響するのは以下の場合.上手に減らそう余分な検査
　①腸閉塞を疑う
　②消化管異物を疑う
　③尿路結石を疑う(KUB)
　④消化管穿孔を疑う(立てるなら胸部 X 線の方がよい)

読んでナットク! 必読のエビデンス&レビュー

1) Andrews, A. H. et al.: Ineffectiveness of routine abdominal radiography in patients with gastrointestinal hemorrhage admitted to an intensive care unit. J. Clin. Gastroenterol., 39 : 228-231, 2005
2) Feyler, S. et al.: Plain abdominal radiographs in acute medical emergencies : an abused investigation? Postgrad. Med. J., 78 : 94-96, 2002

④ controversy

卒後12年　消化器内科医

66　イレウス管はもう使わないですか？
経鼻胃管でもいいの？

現在の病院に転任して半年になります．以前に勤務していた病院では，腸閉塞と診断した場合，絞扼性でなければ内科でイレウス管を入れ経過をみていました．現在の病院ではイレウス管ではなく経鼻胃管を入れ外科で経過をみています．いったいイレウス管は必要ないのでしょうか？

Answer　腸閉塞を内科で診るか外科で診るかという問題は，それぞれの病院で決めること．急性虫垂炎の手術適応を内科で決めている施設もあるようだが，それだけ内科への信用が厚いのか，外科医が手術で忙しすぎるのか…．ただ，腸閉塞だって最終的に手術になることもあるので，タイミングを逸しないように外科医との密な連携が必要だね．

さて本題は，腸閉塞にイレウス管は必要ないのか？ という問題だ．突然発症で，腹部症状が強く，造影CTでも腸管虚血が疑われるような絞扼性の小腸閉塞なら，早期手術に異論を挟む余地はない．問題はそうでない腸閉塞だ．過去の開腹術が腸閉塞の原因になっている可能性を考えれば，開腹術をくり返すことはできる限り避けたい，というのが心ある医者の考えというもの．

そのためバイタルサインが安定し疼痛がコントロール可能なら，まずは保存的治療を選択するわけだが，絶食と輸液管理は当然として，腸管の減圧のために，「イレウス管：Long tube」と「経鼻胃管：Naso-gastric tube」のいずれを用いるのがよいのだろうか？

どうやら，日本では「イレウス管：Long tube」派が主流で，アメリカでは「経鼻胃管：Naso-gastric tube」派が圧倒的のようだ．

経鼻胃管派の大きな根拠は，1995年に発表された前向き比較試験の結果だ．小規模スタディではあるが，この臨床研究では癒着性の小腸閉塞患者55名をランダムに2群に分け経過をみている．その結果，経鼻胃管を使用した28名では13名（46％）が，イレウス管を使用した27名では8名（30％）が，その後開腹術を必要としたが，2群間で統計学的有意差はな

かった[1].イレウス管には腸管壁損傷などの合併症もありえるし，胃管挿入に比べるとイレウス管の先端を十二指腸まで進めることは確実性に乏しい．それなりに患者さんに苦痛を与える．**胃管に比べて有用性にそれほど差がないのなら無理をすることはない**，という考え方だ．

一方で 2003 年には，**非絞扼性の癒着性小腸閉塞の患者さんに対し，内視鏡を用いることによって早期にイレウス管を十二指腸まで誘導すれば，これまで以上の成績である 90％(18/20)の症例で開腹術を回避できた**，と発表された[2]．前出のランダム化比較試験（RCT：randomized controlled trial）でも，大腸ガスが認められる部分的小腸閉塞に限ると，経鼻胃管群では 43％（10/23）が開腹術に至ったのに対し，イレウス管群では 24％（5/21）のみだった[1]．こうした結果が，現在でもイレウス管派の主張を支えている．これも結構小規模なスタディだから大規模スタディが出てほしいところだけどねぇ．また，最近では腹腔鏡下でのヘルニア解除術も行われるようになってきており，手術が必要となったときのことを考えても，イレウス管でできる限り減圧しておいた方が望ましいという意見もある．

結局，主治医が，こうした事実をよく考えて適切だと思う方法を，患者さんや家族におすすめする，ということだろう．

ところで，医療とコストの関係は切っても切れない関係にあるけれど，イレウス管と経鼻胃管を使った場合のコストの違いを知ってるかな？ 日本での処置量は，経鼻胃管による胃の持続的ドレナージが開始日に 50 点，イレウス管挿入法が 150 点．材料費は経鼻胃管が 1 本 1,000 円前後，イレウス管が 1 本 50,000 円前後．DPC を導入している病院では，いずれを用いても入院費用は同じなので，効果がそれほど違わないのなら，高いチューブを使うことにプレッシャーがかかってしまうなぁ．

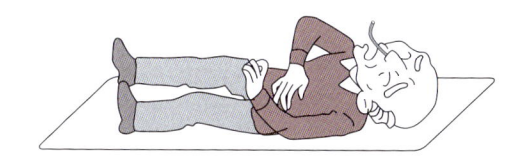

賛否両論：イレウス管 vs 経鼻胃管

① 緊急手術とならない癒着性の小腸閉塞に対し，日本ではイレウス管，アメリカでは経鼻胃管が主流
② RCTでは両者の効果に有意差は出ていないが，未だ議論が残っている

読んでナットク！ 必読のエビデンス＆レビュー

1) Fleshner, P. R. et al.： A prospective, randomized trial of short versus long tubes in adhesive small-bowel obstruction. Am. J. Surg., 170 ： 366-370, 1995
2) Gowen, G. F. et al.： Long tube decompression is successful in 90% of patients with adhesive small bowel obstruction. Am. J. Surg., 185 ： 512-515, 2003

④ controversy

卒後4年　外科医

67 ギプスはシーネに勝るのですか？
シーネだっていいことがある

4年目の外科医です．当直をしていると，転倒して受傷する Colles 骨折の患者さんがよく来ます．その場で整形外科医をよび出すか，簡単に圧迫固定し，翌日の整形外科外来受診を段取りするのですが，できればカッコよくギプス固定をするところを，一緒に診療する研修医にみせたいなぁなんて思ってしまいます．ギプス固定は何度もみていて自分でもできそうに思うのですが，やっぱりやめといた方がよいでしょうか？

Answer　ご存知のとおり，ギプス固定（Casting）は骨折や捻挫に対する重要な外固定の方法だよね．観血的な内固定術と比較すると，外来治療手技として用いられることが多いので，あなたが身につけたいという気持ちは理解できるけど，まず患者さんのことを第一に考えないといけないねぇ．また，整形外科医にとっては，自分たちのアイデンティティともいえる治療手技だから，病院内で新たな衝突をつくり出すことも好ましくありません．仕事をスムーズにしたいなら，腕力に自信があってもだめなんだよ．

　固定時に発生する熱による熱傷や不適切な固定による褥創は，ある程度注意すれば避けることができるだろうが，ギプス固定後に骨接合が得られず偽関節（nonunion）になったり，接合に不具合が生じたり（malunion）すれば，観血的治療が必要になることもある．不適切な肢位で固定したり適切なリハビリテーションをしなかったりすれば，関節や筋の拘縮にもつながってしまう．固定後に進行するコンパートメント症候群が重篤な後遺症を残すこともあって，「ギプスを巻いた手足がちぎれるように痛い」なんて患者さんが舞い戻ってきた日には，「誰がこんなへたくそなギプスの巻き方をしたんだ！」なんて叱られることになってしまう．整形外科医が適切にギプス固定を行っても，こうした合併症は起こり得るものだから，経験が少ない場合にはそのリスクが高くなっちゃうんだよなぁ．

　あなたがギプス固定を行うためには，こうした合併症による不利益が増大しないような信用を，患者さんからも整形外科医からも得なければいけ

ない．手技を身につけるのと同時に，患者さんには合併症について的確に説明できるようにならなければいけない．万が一，合併症が生じた場合は，整形外科医にその後の対応をお願いするわけだから，まずは，整形外科の先生と仲良くなって，事あるごとにお手伝いを申し出て，あなたの熱意を理解してもらいながら少しずつ確実な手技を学んでいき，整形外科医から『免許皆伝』が出たら自信をもってギプスを巻けばいい．

　それはそうと，シーネ固定（Splinting）もなかなか捨てたモンじゃない，という論文があるんだ．6〜15歳のBuckle骨折患者87名を対象にランダム化比較試験が行われ，**シーネ固定はギプス固定に対し痛みや合併症の増加なく身体機能と生活の質を有意に改善したという**[1]．我々は決して間違ったことをしてはいなかったんだ．小児の軽微な前腕骨折とはいえシーネ固定の方がよいこともあるんだ．シーネ固定しかできなくとも少しは自信になるでしょう？　なお，シーネ固定はギプス固定より歴史が長く，紀元前500年には，その原型が使われていた証拠がある．全周を固定するギプスに比較すると，固定性は劣るが，装着・脱着が簡便という利点のほか，組織の腫脹に対応しやすいためコンパートメント症候群などの合併症が少ないという利点もある．

　ギプス固定を早くマスターしたい気持ちもわかるが，まずは，整形外科医を感心させるようなシーネ固定を身につける方がいいんじゃない？

　なお，アメリカではシーネ固定やギプス固定の講習会が各地で開かれ，非整形外科医も受講生の対象となっている．我が国でもそうした講習会で標準化された手技が伝えられるようになれば，今まで以上にプライマリーケアのレベルでシーネ固定やギプス固定の処置が行われるようになるだろう．

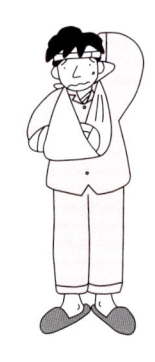

ギプス vs シーネ

① ギプス固定の手技取得は慎重に
② シーネ固定の方がよいこともある
③ まずは確実なシーネ固定を身につけましょう
④ 標準化された手技の講習会開催が望まれる

読んでナットク！ 必読のエビデンス＆レビュー

1) Plinkt, A. C. et al.： A randomized, controlled trial of removable splinting versus casting for wrist buckle fractures in children． Pediatrics, 117 ： 691-697, 2006

④ controversy

卒後 4 年　救急医

68 血胸だからって胸腔ドレーンを入れまくっていいんですか？

血胸に対する胸腔ドレーンの適応

　救急外来では，交通外傷などで肋骨骨折がみつかり，CT を施行すると外傷性血胸という症例にしばしば遭遇します．ほとんどの場合，画像上は 100 m*l* 以下と少量であり，バイタルサイン・採血・画像上の数時間の経過観察でも変化がありません．その後，入院後の対応を胸部外科にお願いすると，胸腔内液体貯留がわずかで胸腔ドレーン挿入が困難な症例でもほぼ全例胸腔ドレーンを挿入する先生もいます．ほとんどの症例で，穿刺時に数十 m*l* 程度の排液はあるようですがその後は持続的な出血は認められず，2〜3 日でドレーン抜去となっています．少量の血胸に胸腔ドレーンの必要があるのか？　その目的は何なのか？　処置に伴う合併症は問題ないのか？　など疑問に感じます．もちろん，基礎疾患や合併損傷などさまざまな要因により適応は変化すると思いますが，何かよいアドバイスをいただけませんでしょうか？

Answer　この疑問は，胸部外傷を診療していると必ず湧いてくるものだよね．でもテキストには「大量血胸は Primary survey で認知すべき致死的外傷」「血胸の治療は胸腔ドレナージで多くは対応可能」と書いてあるだけで，少量血胸に対するドレナージは不要，との記載はどこにもない．

　でも，胸部単純 X 線では診断されず CT で診断された「潜在的血胸：occult hemothorax」が，どのような臨床結果を辿ったか，という報告ならある．UCSF（カリフォルニア大学サンフランシスコ校）の外科グループは，潜在的血胸 99 例のうち，CT の評価で血胸の貯まりの最大厚が 1.5 cm 以下だったのが 52 例で，そのうち，44 例で胸腔ドレーンが不要だったと報告している[1]．**CT で 1.5 cm 厚以下なら胸腔ドレーンは不要**かも．また，ノースカロライナ大学の外科グループは，潜在的血胸の 88 症例において，胸腔ドレーンを留置した群 41 例と留置しなかった群 47 例を比較し，バイタルサインの安定した胸部単独外傷で，**CT での血胸の貯まりの最大厚が 2 cm 以下の場合は，初期診療でチェストチューブを留置しなくてもよいかもしれない**と結論している[2]．

ただし，いずれの報告も単施設での後ろ向き研究だから，エビデンスとしてはまだまだ弱いネ．

　外傷性の「潜在的気胸：occult pneumothorax（臥位単純X線では不明であったものの，CTで判明した気胸）」では，1999年に多施設での前向き研究がなされている．この研究では，潜在的気胸39症例をランダムに2群に分け，「胸腔ドレーンを留置しなくても合併症の危険が高まることはなかった．陽圧換気を行う場合も同様」と報告されているのだが，前向き研究のこの結果でさえ，まだ十分に受け入れられているとは言えないようだ[3]．

　つまり，少量の血胸に対しては，胸腔ドレーンが不要である可能性が高いのだけれど，不要な場合の明確な基準はまだない．そして，**もし胸腔ドレーンを留置しないのなら，より慎重な経過観察が必要になることも忘れてはいけない**．施設の状況や患者さんの基礎疾患をよく検討し，患者さん本人や家族にそれぞれの治療の利点・欠点を理解してもらい，適応を決定すべきなんだろう．

　ところで，胸部外傷の診療の歴史は，戦争とともにあるのを知ってるかな？　古くはトロイ戦争の記録にも胸部外傷の記載があり，第一次世界大戦以前までは死亡率が50％以上だった．血胸に対する治療方針は，戦争とともに，胸腔ドレーンを入れる・入れないと変遷を重ね，最終的に現在のように胸腔ドレーンを入れる方針にまとまったそうな．そして現代の血胸の死亡率は2〜4％まで低下した．そうそう．**胸腔ドレーン留置の死亡率減少効果は，出血量のモニタリングや緊張性気胸の予防よりも，膿胸あるいは膿胸に起因する敗血症の発症率を抑えたところに負うところが大きい**らしい．このあたり，2004年にヨーロッパの胸部外科医たちがまとめたレビューに面白く書いてあるヨ[4]．

「血胸に胸腔ドレーン」の神話

① 少量の血胸に対してはチェストチューブの必要がないことが多い
② ただし適応に関する明確な基準は今のところない
③ 血胸に対する胸腔ドレナージの最大の効用は膿胸の予防にある

📖 読んでナットク！ 必読のエビデンス＆レビュー

1) Bilello, J. F. et al.: Occult traumatic hemothorax : when can sleeping dogs lie ? Am. J. Surg., 190 : 841-844, 2005
2) Stafford, R. E. et al.: Incidence and management of occult hemothoraces. Am. J. Surg., 192 : 722-726, 2006
3) Brasel, K. J. et al.: Treatment of occult pneumothoraces from blunt trauma. J. Trauma, 46 : 987-991, 1999
4) Molnar, T. F. et al.: Changing dogmas : history of development in treatment modalities of traumatic pneumothorax, hemothorax, and posttraumatic empyema thoracis. Ann. Thorac. Surg., 77 : 372-378, 2004

Column

交通事故診療のミソ

交通事故といえば,外傷診療ガイドラインのJATECを踏襲すれば初期診療はOK. でも実際の臨床はもっと奥が深い. そう,交通事故は相手同士が気が立っており,なかなか精神的サポートも必要になったり,けんかしないような言い回しをしたりいろいろ気を使うのだ.

鉄則1:相手同士を一緒にするな!

不運なことに相手同士が同じ病院に搬送されてしまうことがある. 声も筒抜けだし,案外軽いですねと言ってしまったのを相手方に聞かれてしまうと,症状が長引いたときにお互い言い合いになってしまうことがある. 隣同士のカーテン1枚隔てたところに寝かそうものなら,病歴聴取は用心して声のトーンを落とさないといけない. 相手が赤信号で突っ込んできたと平気で患者が言えば,カーテン越しに聞いていた相手方がベッドから飛び起きてつかみかかってきたという事例まである. 原則,遠くの声の聞こえない場所にお互いを離して配置すべきである.

また病状説明のときには,あたかも家族のような顔をして入ってくることがある. 法的にも安易に相手を交えて病状説明などしてはならない. とにかく後でトラブルの元になるようなことは慎まなければならない. 説明時にふらっと入ってくる(相手のことが心配だから当たり前といえば当たり前)相手に向かって,「ご家族ですか?」と聞かれて,うなずいてしまう相手方も多い. はっきりと相手の立場を聞かないとそのまま入ってくるので,「事故の相手の方ですか?」と聞く方が100倍役に立つ.

鉄則2:カルテ記載は事故の場所と時間, そして受傷部位を図示すべし

事故の場合,後で自賠責の診断書を書くことになる. その書類には事故の場所や時間の記載以外に,受傷部位を図示しないといけない. カルテには必ず図示した受傷部位を書くようにしておけば後で書類を書く方も楽というもの. 文字の羅列は後で読み返すのが大変なのだ. したがって研修医には常に交通事故患者の全身の絵に受傷部位を図示するように指導しておくといい.

鉄則3:家族の呼び出しは迅速かつ慎重に

交通事故患者の名前がわからない場合は,すぐに警察に調べてもらうといい. また緊急手術にでもなろうものなら,できる限り家族に病状を説明した方がいいので,患者さんの来院早期から家族にコンタクトを取れるように看護師を一人担当させる. 特に患者さんが未成年の場合は注意を払う. 家族の呼び出し電話は,簡潔に話す. 病院までの道中ケガのないように注意を促す. 精神状態が危ういなら他の人に車の運転などをしてもらうように言う. 振り込め詐欺(演劇詐欺)と間違われることもあるので,病院の電話番号を告げ,電話をかけなおしてもらってもいい. または電話番号案内で確認してもらってから電話をかけなおしてもらうといい. 患者さんが死亡してしまった場合,家族がすぐに来院できるなら,悲報は来院してから告げる方が安全だが,もし2時間以上来院までにかかるようなら簡潔に悲報を告げる.

鉄則4:持ち物管理は正確に

交通事故患者は来院直後から身包みをはがされることになるが,殊にめがねや入れ歯,時計がなくなると本当に困る. 患者さんの持ち物を入れるビニール袋をつくり,救急室のどこにおくか事前に決めておく. 外部の者が忍び込めるような所に保管してはいけない.

鉄則5:診断書は早いうちに書け

医者は一般に書類業務が嫌いだ(?). 診断書も同様. どうせ書く必要が出るなら,早いうちに診断書が必要かどうか聞くといい. 二度手間にならない方が患者さんも喜ぶ. 診断書には全治という表現は避けて,「現時点では○日の加療を要する見込みである」と含みをもたせた表現にする.

④ controversy

卒後2年　内科医

69　脳出血にペルジピン®は禁忌なの？
薬品添付文書の功罪

当院ではくも膜下出血などの脳血管障害で救急外来に来る患者さんがたくさんいます．その場合，降圧療法として脳外科医がペルジピン®を使う光景をよく見ます．一説にはペルジピン®は脳血管の攣縮予防作用があると聞きます．しかしペルジピン®の薬剤貼付文章には脳圧亢進のために脳血管障害時には禁忌と載っています．この使い方はローカルルール（一種の迷信？）でしょうか？

Answer　弱気の医療，強気の医療っていう感じかな？　なんのこっちゃ？　確かにペルジピン®（塩酸ニカルジピン）は臨床の現場では非常に役立つ降圧薬だ．脳血流を増加させ，反射性頻脈があるぐらいで比較的心臓に対する作用は弱く，降圧作用も比較的マイルドで，titration（容量依存性で調節しやすいということ）できて使いやすい．でも使用説明書に頭蓋内出血で止血されていない場合，脳卒中急性期で頭蓋内圧亢進を認める場合には禁忌になっていて，上級医の頭を悩ませているのが現状だ．いずれも脳血流を増加させることが望ましくないと考えられる病態だ．術後のくも膜下出血では止血がなされており，スパスム予防のために使用されることが多い．**そうは言っても，多くの臨床家はペルジピン®が安全に使える薬であることを経験的に知っているのではないだろうか？**　むしろ保険のレセプトで切られてしまう，または使用説明書違反の場合の副作用発現の際に法的に負けてしまうと考える，などの理由から敬遠されることも多い．

　ペルジピン®ではないが，ペルカミンS®によるショックに対する最高裁の判例がある（1996年1月23日判例時報1571号57頁）．最高裁は「医師が医薬品を使用するに当たって添付文書に記載された使用上の注意事項に従わず，それによって医療事故が発生した場合には，これに従わなかったことにつき特段の合理的理由がない限り，当該医師の過失が推定される」としており，ペルジピン®もいわゆる「今の日本」では，類にもれない事態になるのは覚悟が必要だろう．

果たして脳血流をあげることが予後にどう影響するのかというスタディがなされない限り，これはなかなか答えが出ない．ここで小規模スタディながら面白いスタディがある．鈴木らによるネズミによる脳出血モデルの実験で，ペルジピン®を使用しても脳出血サイズは増大せず，脳浮腫も助長せず，容量依存性に降圧効果をみたとしている[1]．反町らは，脳出血患者にペルジピン®で降圧をはかりながら，トラネキサム酸2gを10分で投与した群と，トラネキサム酸1gを6時間かけて投与した群を比較検討し，急速トラネキサム酸投与＋ペルジピン®降圧療法が，血腫の増大を抑えたと報告している[2]．本論とは離れるが，このスタディではペルジピン®を降圧薬としており，それそのものによる血腫増大は認めていないようだ．西山らは，少数のスタディであるが，脳出血患者22人に対してペルジピン®にて降圧をはかり，血腫増大も脳浮腫悪化も認めず，中大脳動脈血流増加もなく，脳圧亢進もなく，有意な降圧効果を認めたと報告している[3]．同様にGaabらもペルジピン®は細動脈を拡張するが，脳圧亢進には関与しないと報告している[4]．Qureshiらは頭蓋内出血患者29人という小規模スタディであるが，ニカルジピンによる降圧療法により，86%において血圧130 mmHg以下にコントロールでき，ペルジピン®によって神経症状の悪化や血腫の増大の関連性は認めなかったと報告している[5]．Deniseらのreviewでもペルジピン®は容量を頻回に変える必要もなく，安定して約20%血圧を下げることができ，非常にいい薬であるとしている[6]．

　小規模ながらエビデンスとしては，脳出血があってもペルジピン®は安全でいい薬であるという認識で一致しているようだ．だからといって，患者さんの具合が悪くなったのをペルジピン®のせいにされても誰も助けてくれないよっていうのが現実だ．医学的に正しいことと，法的に正しいことは，違うこともあるもんだ．医者の裁量の名の下に医師免許をかけるのも人生ってか？

脳出血の降圧にペルジピン®? controversy

① ペルジピン®を使用しても，脳圧亢進しない，血腫増大しない，神経所見の悪化はない…という報告が多い
② 何かあったら，使用説明書違反となるので，世間を渡るのは難しい…

読んでナットク！ 必読のエビデンス＆レビュー

1) Suzuki, M. et al.: Nicardipine, a calcium antagonist, does not aggravate intracerebral haemorrhage in an intracerebral haemorrhage model in rats. J. Pharm. Pharmacol., 57 : 483-488, 2005

2) Sorimachi, T. et al.: Rapid administration of antifibrinolytics and strict blood pressure control for intracerebral hemorrhage. Neurosurgery, 57 : 837-844, 2005

3) Nishiyama, T. et al.: Continuous nicardipine infusion to control blood pressure after evacuation of acute cerebral hemorrhage. Can. J. Anaesth., 47 : 1196-1201, 2000

4) Gaab, M. R. et al.: Intracranial effects of nicardipine. Br. J. Clin. Pharmacol., 20 (Suppl 1) : 67S-74S, 1985

5) Qureshi, A. I. et al.: Treatment of acute hypertension in patients with intracerebral hemorrhage using American Heart Association guidelines. Crit. Care. Med., 34 : 1975-1980, 2006

6) Denise, H. et al.: Effect of vasoactive therapy on cerebral circulation. Crit. Care. Clin., 22 : 221-243, 2006
⇒脳血流に対する降圧薬の review．いろいろなスタディを紹介しており，わかりやすい．ただし日本の保険適応には言及していないのでご注意を．

④ controversy

卒後10年　消化器内科医

70 脳梗塞の診療は本当に急ぐのですか？
Brain attack と知ってはいるが…

　脳神経外科のない中規模病院に勤務する10年目消化器内科医です．我が国でも血栓溶解療法が解禁となり，脳梗塞の早期診断・早期治療が今まで以上に大切になったことは理解していますが，内科系当直中に脳梗塞を心配される患者さんが来院された場合，緊急の転院を指示するべきかなど対応に苦慮するようになりました．正直，「診なくて済めば…」と思ってしまいます．

　救急車は断っても，「片手が少ししびれる．脳梗塞が心配」という患者さんが独歩で来院してしまったら，私たちのような病院ではどのように対応するのが最もよいのでしょうか？　血栓溶解療法もそんなによいことばかりではないと聞くのですが，脳梗塞の診療は本当に急ぐのでしょうか？

Answer　脳梗塞の診療がイヤで救急搬送の収容依頼を断ったとしても，脳梗塞を心配する患者さんが歩いて目の前に来てしまえば，とりあえずでも診ないわけにはいかないよねぇ．ましてどんな病院でも，入院中の患者さんに脳梗塞が発症することはあり得るのだから，当直医は逃げの一手ではいけないご時世になったようだ．

　1995年，New England Journal of Medicine に NINDS（National Institute of Neurological Disorders and Stroke）trial の結果が報告され[1]，翌年，米国FDAは急性期脳梗塞に対するtPA投与を認可した．その後，有効性を疑問視する報告[2]もあったが，それも見直され[3]，適応を遵守すれば強く推奨される治療法となった[4,5]．

　日本では，NINDS trial とほぼ同様の対象患者に臨床治験を行い（J-ACT：tPA総投与量はNINDS trial の 0.9 mg/kg に対し 0.6 mg/kg），2005年10月いよいよ保険適用となった．投与量は Japanese dose，つまり気弱な投与量ってとこかしらん．

　脳梗塞の再灌流療法は，ある意味，急性心筋梗塞に比べて難しい．致死的な頭蓋内出血の発症には当然慎重さが求められる．しかし一方では**発症3時間以内に投与を開始しなければならない**ため，転院を考慮すると

Golden time を過ぎてしまう可能性がある．したがって tPA を使用する施設には発症 2 時間以内には到着しないと現実厳しいだろうね．

日本で発売されたアルテプラーゼの添付文書には，「虚血性脳血管障害の診断と治療，CT 等画像診断に十分な経験を持つ医師のもと，頭蓋内出血が認められた場合の緊急時に，充分な措置が可能な設備及び体制の整った施設」で使用するよう警告している．したがって，「経験が乏しいので使えません」「脳神経外科がないのでここでは使えません」と言うのは決して間違いではない．

日本脳卒中学会のホームページ[6]で，学会がまとめた脳卒中治療ガイドラインや，tPA の適正な使用方法を詳しく読むことができる．このなかで，**tPA 使用に際しては日本脳卒中学会の承認する講習会の受講**を求めており，そしてその講習会の案内と質疑応答も公開されている．講習会の受講も施設制限も法的拘束力はないが，少なくとも脳卒中専門医でない者が脳神経外科のない施設で tPA を使用するなら，講習会の受講と他院との連携が望ましい．もちろん，十分なインフォームドコンセントは必須だ．あらかじめ自施設のコンセンサスをつくっておく必要がある．

ところで，血栓溶解療法とはどれくらい怖いのだろうか，どれくらい急ぐのだろうか．

我が国でのアルテプラーゼ市販後 6 カ月間の副作用集計結果では，推定症例数 1,300 例中，重篤な副作用 103 例（7.9 %），うち重篤な頭蓋内出血 52 例（4.0 %），非重篤なものも含めた頭蓋内出血 120 例（9.2 %）と報告されている．**今のところ NINDS trial の結果に比べ頭蓋内出血の発症率が約 30 ％高い．**

'05 年に発表された米国救急医（Emergency physician）の意識調査[7]において，「適応条件を満たしていても tPA 投与は急性期脳梗塞に好ましい治療法ではない」と答えた者が 1,105 人の回答者のうち 40 ％もいた．「非常に好ましくない」と回答した者は 11 ％だった．10 年の使用経験をもつ国でもこのような結果だ．tPA の使用経験のある救急医（回答者の 30 ％）の方が tPA 投与を好ましいとする傾向にあったことが救いだ．

脳梗塞急性期診療をどれくらい急ぐのかと言えば，適応があれば来院後1時間以内にtPAを投与開始することが求められているが，これは「絵に描いた餅」．1時間で，①禁忌事項となる既往歴，現病歴がないかを聴取，②血小板数，血糖値，肝酵素，膵酵素，凝固系（PT，APTT）の結果を確認，③意識レベル，NIHSS（National Institute of Health Stroke Scale）を用いた脳卒中の評価，④緊急頭部CTにて，出血病変・正中偏位・広範なEarly CT sign（中大脳動脈領域1/3以上）の否定，⑤血圧コントロール，そして⑥インフォームドコンセントを得る，までをしなければならない．超特急の手馴れたプロが必要だ．'01年の報告[8]であるが，米国137の病院で連続23,058人の脳梗塞患者の経過を検討したところ，tPA投与が行われていたのは62人（0.27％）だけだった．もちろん「Brain attack」に対する患者さん自身と医師の意識の変化が，この数値を徐々に上昇させるであろうが，急性期脳梗塞が全例tPAの適応となるわけではない．

　軽症例ではtPAから得られる有効性が乏しいし，重症例では致死的な頭蓋内出血のリスクが高くなる．75歳以上の患者さんの場合も，通常以上のリスクがあるため慎重投与となっている．J-ACTの対象からは，NIHSS 4点以下または23点以上，JCS 100以上の患者さんが除外されており，この範囲の最軽症・最重症は，基本的にtPA投与の適応とならないと考えるのが妥当だ．

　「左手が少ししびれる感じがします．脳梗塞が心配なんです…」と単肢の軽度不全麻痺だけを訴える患者さんは，たとえ脳梗塞であってもNIHSSが4点以下であるため血栓溶解療法の適応とならない．tPAの危ない綱渡りはする必要はない．普段の診療でNIHSSを使えるようにしておく必要がある．NIHSSは原文がNINDSのホームページ[9]から，日本語訳が日本脳卒中学会ホームページの脳卒中治療ガイドラインからダウンロードできる．NINDSのホームページからはNIHSSトレーニング用のDVDも購入できる．

　さて，あなたの憂うつは和らぎましたか？それとも仕事が増えると余計に憂うつになりましたか？

> **脳梗塞急性期診療では…**
> ① それぞれの病院ルールをつくっておくべし
> ② 血栓溶解療法の適応，禁忌をすぐに確認できるようにしておくべし
> ③ 急ぐ場合と，さほど急がない場合があることを知るべし

読んでナットク！ 必読のエビデンス＆レビュー

1) The National Institute of Neurological Disorders and Stroke rt-PA Stroke Study Group：Tissue plasminogen activator for acute ischemic stroke. N. Engl. J. Med., 333：1581-1587, 1995
2) Katzan, I. L. et al.：Use of tissue-type plasminogen activator for acute ischemic stroke：the Cleveland area experience. JAMA, 283：1151-1158, 2000
3) Katzan, I. L. et al.：Quality improvement and tissue-type plasminogen activator for acute ischemic stroke：a Cleveland update. Stroke, 34：799-800, 2003
4) Adams, H. P. Jr. et al.：Guidelines for the early management of patients with ischemic stroke：A scientific statement from the stroke council of the American Stroke Association. Stroke, 34：1056-1083, 2003
5) Adams, H. et al.：Guidelines for the early management of patients with ischemic stroke：2005 guidelines update a scientific statement from the stroke council of the American Heart Association/American Stroke Association. Stroke, 36：916-923, 2005
6) 日本脳卒中学会ホームページ　http://www.jsts.gr.jp/
7) Brown, D. L. et al.：Survey of emergency physicians about recombinant tissue plasminogen activator for acute ischemic stroke. Ann. Emerg. Med., 46：56-60, 2005
8) Reed, S. D. et al.：Treatment with tissue plasminogen activator and inpatient mortality rates for patients with ischemic stroke treated in community hospitals. Stroke, 32：1832-1840, 2001
9) NINDSホームページ　http://www.ninds.nih.gov/doctors/stroke_scale_training.htm

④ controversy

卒後19年　内科医

71 CVラインを入れるのに清潔ガウンを着るの？

CVラインと清潔操作

先日，当直中に急性膵炎の患者さんの診療をしました．補液とCVPモニターを目的として中心静脈カテーテル（CVライン）を入れようとしたところ，一緒に当直に入っていた研修医から，「清潔ガウンを着ないのですか？ CDC（米国疾病予防管理センター）のガイドラインに書かれていますよ」と言われちゃいました．研修医から教わることがだんだん増えてきたのは情けないことですが，それにしても，CVラインを入れるぐらいで清潔な術衣を着るなんて大げさ過ぎませんか？

Answer 残念ながら（？），その研修医の指摘は正しい．あぁ，くやし….

2002年にCDCのウェブサイトで公開されており[1]，丁寧な日本語訳もウェブ上で閲覧できる[2]．そこでは，CVラインの挿入時またはガイドワイヤー交換時に，帽子，マスク，清潔ガウン，滅菌手袋，大型の滅菌ドレープを用いて無菌操作で行うこと（Maximal sterile barrier precaution）が，カテゴリーIA（＝よく計画された実験的，臨床的あるいは疫学的な研究で強力に支持されており，導入を強く推奨する）として勧告されている．

その根拠となったのは1994年にテキサスの癌センターから発表された前向き研究だ[3]．同施設で，CVラインを留置する患者さんをランダムに2群に分け，Maximal sterile barrier precautionを行った群と，通常どおり滅菌手袋だけで行った群とで比較したところ，前者ではカテーテル感染率が2.2%（4/176）であったのに対し，後者では7.1%（12/167）と有意に高かった．

ただ，2004年のシステマティック・レビューでは，ランダム化比較試験（RCT）が上記のほかにないことと，その対象も化学療法を行うことが多い癌センターの患者さんであることから，エビデンスとしては不完全であるとしている[4]．また，余計な手間とコストがかかるので，実際アメリカの内科医も，このガイドラインに従う者が少ないという報告もある[5]．

感染症

CDC のお膝元のアメリカの内科医だってあまりやってないことを日本人がやるの？　なんて気持ちにもなるけれど，現時点で，Maximal sterile barrier precaution が不要とのエビデンスやガイドラインがない以上，リスクマネージメントとしても CDC ガイドラインに従うのがベストだろう．

　もしも腑に落ちないなら，これまでどおり清潔ガウンは不要との日本発のエビデンスを出すしかない…．きっと喜ぶ人も多いと思うヨ．

清潔操作はやっぱり大事！

① 中心静脈カテーテル留置時には，帽子，マスク，清潔ガウン，滅菌手袋，大型の滅菌ドレープ！
② 面倒だと思うなら，新しいエビデンスをつくろう！

読んでナットク！ 必読のエビデンス＆レビュー

1) http://www.cdc.gov/mmwr/preview/mmwrhtml/rr5110a1.htm
2) http://hica.jp/cdcguideline/icri.pdf
　⇒血管内留置カテーテルに関連する感染予防の CDC ガイドライン．
3) Raad, I. I. et al.：Prevention of central venous catheter-related infections by using maximal sterile barrier precautions during insertion. Infect. Control Hosp. Epidemiol., 15：231-238, 1994
4) Hu, K. K. et al.：Using maximal sterile barriers to prevent central venous catheter-related infection：a systematic evidence-based review. Am. J. Infect. Control, 32：142-146, 2004
5) Rubinson, L. et al.：Why is it that internists do not follow guidelines for preventing intravascular catheter infections？ Infect. Control Hosp. Epidemiol., 26：525-533, 2005

④ controversy

卒後7年　内科医

72 回転性めまいにメイロン®は本当に効果があるの？
日本の誇るメイロン神話

回転性めまい患者にルーチンにメイロン®が使用されていますが，その根拠はどうにも乏しく，なんとなく使っているのが現状です．メイロン®は本当にエビデンスがある治療法なんでしょうか？

Answer　これは多くの上級医が一度は疑問にもって調べたことがあるのではないだろうか？　確かに日本ではメイロン®が内耳障害のめまいに適応症として通っている．ところが質問のとおり，世界的にはまったく使用されていない薬剤で，Medlineなど引いても日本の文献以外は引っかかってこない．海外では抗ヒスタミン薬，抗コリン薬，フェノチアジン系薬剤（プロクロルペラジン），ベンゾジアゼピン系薬剤，制吐薬（メトクロプラマイド）などが使用されるが，メイロン®の記載はどこにも見当たらない．エビデンスはほとんどなく，これこそ経験則的な日本の「匠の技？」なのかもしれない．

　メイロン®の名前の由来は，迷路から来ているというから，これこそ効いてもらわなければ名前倒れになり困ってしまう．日本では戦時中にパイロットの飛行機酔いの予防に使われたという歴史がある．動物実験から内耳局所のアシドーシスになっているという報告があり，それならメイロン®が効くんじゃないかと使われはじめたというまことしやかな話もある．動物実験で内耳のアシドーシスを証明したというのもすごいが，単純に「じゃ，メイロン®で拮抗」と考えたのもすごい（？）．多くの回転性めまいの患者さんはすでにつらくて過換気になっているので，むしろ血液ガスではアルカローシスに傾いている場合も多いような気がする．季節の変わり目や台風前など，気圧の影響を内耳が受けやすいせいか，内耳性のめまいは団体戦でまとまって救急室にやってくる．はてさてみんな内耳がアシドーシスになっているかどうかなど，なかなか信じがたい．

また，血流を改善するという名目でメイロン®が効果があるとも言われるが，それならどうして直接的な血管拡張薬が使われないのか不思議である．ネコの実験では，メイロン®の投与で内側前庭神経核のニューロンの発火を抑制したと報告している．ただし，少量 1 mg/kg では発火が余計に強くなってしまうものの，大量 4 mg/kg では効果があるとしている．血中の CO_2 増加による血管拡張，高浸透圧による血流増加が関与していると示唆している[1]．でも一般に外来ではこんなにたくさんメイロン®を使っているわけでもなく，人間様では少量で効果があるなんて，どうにもこうにも疑問が残ってしまう．調べれば調べるほど，メイロン®の作用機序の各説は納得の域には達していない．

現時点ではメイロン®がどうして内耳性めまいに効果があるかということに関してはエビデンスはないとしか言いようがない[2]．メイロン®は患者さんだけでなく，医療者の安心（治療を開始したという思い込み）を得るためのプラセボであるかもしれない．一方，臨床家はメイロン®投与でなんとなく効いたという症例を経験しており，やはりメイロン®は捨てがたいと感じている人も多いだろう．内耳性めまいは時間経過とともに改善してくるので，軽い場合にはメイロンの使用が影響を与えたとは思えないぐらい早くよくなる人もいれば，数日めまいに悩まされ，まったくメイロン®が効いていないと感じる症例もある．日本独自のこの治療法が日の目を見るためには，きちんとした日本独自の前向き研究が待たれるところだ．

メイロン®は使用しなくても困ることはない．むしろ，**臨床的にはベンゾジアゼピン系薬剤の方がはるかに効果がある**[3]．ベンゾジアゼピン系薬剤は前庭神経に抑制的に働く GABA の効果を増強させることがわかっている．ただ，日本全国でこれほどメイロン®が使用されているのにもかかわらず，ひどい副作用の報告はなく，人畜無害の治療でもあると言えよう．メイロン®はいうなれば，食事の付け合わせのようなもので，まぁメインディッシュではないのでなくても困らないが，ないと少し寂しい…．カレーに福神漬けやらっきょうがないと寂しい…そんな感じかもしれない．めまいの患者さんにメイロン®だけで戦うのは，カレーライスを注文しておきながら，ごはんと福神漬けだけが出てきて，カレーをかけ忘れたような

ものだ．吐き気止めのプリンペラン®やベンゾジアゼピン系薬剤のジアゼパムを使用した方がいい．良性発作性頭位眩暈なら，むしろ頭をぶん回す体操，つまりEpley法やSemont法を考慮した方がいい．ただ，診断が違っていると，患者さんは頭を回されてめまいが誘発され嘔吐しまくるだけで，なんてひどいことをする医者だと恨めしくにらんでくるので，ご注意を．Epley法の詳細は文献3を参照してください．

　めまいの治療で最も大事なのは，中枢性でないことを確認することである．梗塞の場合は発症当日のCTでは判断不可能であり，MRIフレアまで行わないとわからないことも多い．フォローアップCTも考慮してきちんと中枢性めまいを見逃さないように心がけることの方がはるかに大事だ．

めまいのエビデンス

① 回転性めまいに対するメイロン®はエビデンスはない
② 本当に内耳性めまいの患者さんをなんとかしたいなら，セルシン®の方が有効

読んでナットク！ 必読のエビデンス＆レビュー

1）Kawabata, A. et al.：Inhibition by intravenously administered sodium bicarbonate of neuronal activity in medial vestibular nucleus neurons. Jpn. J. Pharmacol., 54：383-389, 1990
2）高橋一夫，他：「めまいにメイロン®は本当に効くのかどうか教えてください」治療，86：120-122, 2004
3）Swartz, R.：Treatment of vertigo. Am. Fam. Physician, 71：1115-1122, 2005

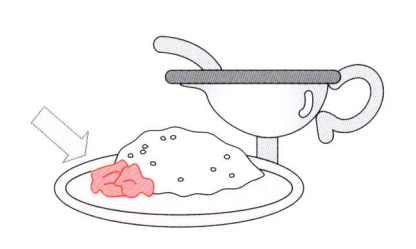

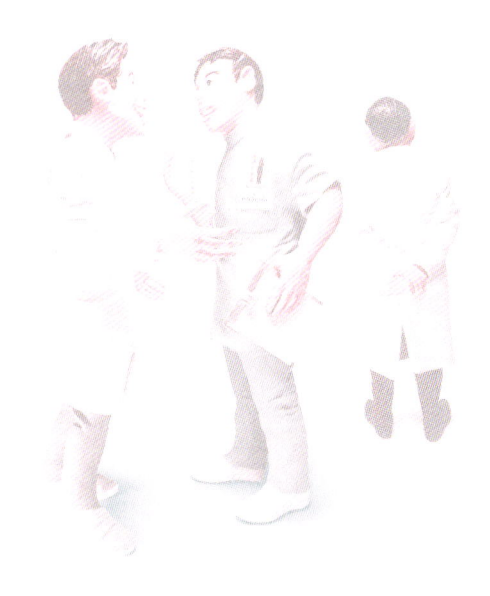

⑤ 勉強法
Q73〜Q80

⑤ 勉強法

卒後5年　救急医

73 学会なんて屁の河童
学会総会は怖くない

5年目の救急医です．今までバタバタと研修に追われてここまできました．上司が全然，学会に行かない人だったので，自分も学会に参加したことがありません．また，学会がどういうものなのかも想像がつきません．最近，少し余裕が出てきたので一度行ってみたい気もするのですが，どうすればいいのでしょうか？ 教えてください．

Answer　確かに，学会に参加したことがない時期は，学会はなんだか遠い存在で，壁の向こう側にある存在だったなぁなんて思い出される．学会に参加するためには必ず発表しなければいけないのではないか？ という思いがあるかもしれない．確かに発表をすることはとても大事だが，そのために学会へ参加できなくなっているのではもったいない（注：ここでいう学会とは総会のこと）．まずは，学会がどんなところなのかを知るために，一度気軽に参加してみよう．上司が教えてくれるのであればいいが，そうでないのなら，どんなことを発表すればいいのか見に行くだけでも意味はある．まずは，自分の興味がある学会の総会がいつあるのかをインターネットでチェックしてみよう（UMIN学会情報，http://www.umin.ac.jp/ac/shukai.htm）．

　だが，待てよ．自分はその学会に入っていないから，まずは入会しなければいけないのでは？ 確かに事前に入会すれば，総会のプログラム・抄録集が送られてくるので，それをチェックしたうえで総会に臨むことができるというメリットはある．でも，もう間に合わない！ というあなた．心配しなくていい．実は，現在その学会の会員でなくても総会の受付で入会できるようになっているので，安心していい．とにかく一度，学会へ行って自分の目でその空気を感じ取ってみよう．**自分が行っている医療がコンセンサスの得られた医療なのかどうか確認するチャンス**だし，今のスタンダードやトピックがどうなっているのかなど，いろいろと刺激を受けるんじゃないかしら？ もしかすると，自分がこれからどういう方向へ行けばいいのかのヒントをもらえるかもしれない．ん？「学会なんて行っても，実践的な内容は少ないし時間の無駄！」なんて考えている人もいるって？ 確か

に臨床家に即戦力になる情報を与えてくれる学会は少ないという意見は一理も二理もある．否定はしない．でもたまに顔を出すと，なんらかの刺激を受けるものだし，同じような専門家が何を考えて生きているかもわかり，友達の輪を広げるにも悪くない点もあるけどね．

まぁ，あまり肩こりしない程度に，参加することに意義があるぐらいに考えて学会に行ってみると，意外に「なぁんだ，これぐらいなら自分でも発表できそうだ」なんて思える発表もたくさんあるものだ（失礼！）．フロアから辛らつな質問をあびせる学会もあるし，和気あいあいの学会もある．今後自分が発表するときには，チャレンジャーになるか，のほほんと発表するかはあなたの選ぶ学会次第だ．それにもう5年目ともなると，専門医取得やその更新も関係してくる．最近は全国総会に一度は出ていないと更新させてくれない学会が多いので，いざ更新時期にポイントが足りなくて大慌てしなくていいように，たまには学会のポイントを集めておかなくちゃね．

少し色気が出て自分で発表してみたいけど，ネタはどうしたらいいかわからないという人．まずは自分のできる範囲のテーマをうまく抽出すること．症例報告も馬鹿にしたものではない．何事もまずは症例報告からはじまるのだ．あの AIDS だって SARS だって最初は症例報告がきっかけだったのだから．手っ取り早いネタ探しは，ここ数年の抄録を読み倒すに限る．海外の学会雑誌にも年に1回は総会の抄録がたくさん掲載されるので，できればそれを参考にすると，光が…ホラホラ見えてくる…？

それから学会に行く前に，自分の病院で学会参加の補助が出るかどうかを確認すること．普通の病院であれば，交通費や宿泊費，場合によっては参加費まで支給されることがあるので，それを利用しない手はない．ただし，1年間で何回か決まっていると思われるので，計画を立てて申請することをおすすめする．ご利用は計画的に….

全科

学会参加の Tips

① 学会は，参加することに意義がある
② ご利用は計画的に（病院の予算もあるんだから）
③ ネタ探しは抄録の読み倒しからはじめると手っ取り早い

⑤ 勉強法

卒後 10 年　内科医

74 ACLS? ICLS? 心肺蘇生法講習会花盛り

ここらでちょっと整理を

最近，学会で心肺蘇生法の講習会を受けるよう推奨されていると聞きました．ところが，調べてみるといろんなコースがあって，いったいどれを受講すればいいのか全然わかりません．わかりやすく教えていただけないでしょうか？

Answer　現在，心肺蘇生講習会は花盛りだ．救急医学会や循環器学会，麻酔学会をはじめ，内科学会なども専門医や指導医の認定・更新などに ACLS が必要となってきており，単なるブームを超えていまや必須項目となりつつある．ところが，いろいろなスタイルのコースがありすぎて，わけがわからないという声も多く聞かれる．そんな人のために，現在の日本における医師向けの心肺蘇生法講習会について整理してみよう．

まず，大きく分けて，日本救急医学会が推し進めている **ICLS コース**[1] と AHA（American Heart Association）が行っている **ACLS コース**[2,3] という 2 つの流れがある．

ICLS（Immediate Cardiac Life Support）コースは，心停止に的を絞った 1 日コースだ．午前中に，BLS（Basic Life Support），気道管理，モニターの読み方と除細動のかけ方といったスキルを学び，午後に心停止の 4 つの波形についてシナリオ形式でシミュレーション実習を行うというのが一般的だ．医学教育の手法を用いて工夫した指導を行っており，医師だけでなく看護師や救急救命士も一緒に受講できる．1 日だけのコースで，その分受講料も後者に比べると安いため，より気軽に参加できるといっていいだろう．

ACLS（Advanced Cardiovascular Life Support）コースは，2 日がかりのコースで，AHA の BLS コース（1 日コース）を受講していることがコース受講の条件になる．心停止に加えて徐脈や頻脈，虚血性心疾患や脳卒中といった心停止に陥る以前の病態についても勉強する．ガイドライン

にタイアップしたテキストやDVDなどの充実した教材を用いて詳しく学ぶことができる．ただし，BLSと合わせると3日間を要することや，受講料もかなりかかることもあり，受講者は医師が中心となっている．

まあ，ICLSコースができたのも，AHAのBLS・ACLSコースの素晴らしい内容を，より手軽に，さらに多くの人に広めていこうという考えからなので，みなさんにおすすめする流れとしては，①まず，ICLSコースを受講してみる，②さらに勉強したければ，AHAのBLSコース⇒ACLSコースを受講する，ということになるだろう．

なお，2005年には，心肺蘇生法国際ガイドラインの改定が行われたので，常に最新の情報を手に入れるよう努力しよう．

ICLS vs ACLS

① 心肺蘇生法講習会は，まずは気軽にICLSコースでスタート
② さらにAHAのBLS・ACLSコースでグレードアップを！

読んでナットク！ 必読のエビデンス＆レビュー

1) 日本救急医学会ICLS： http://www.icls-web.com/
2) 日本蘇生協議会JRC： http://jrc.umin.ac.jp/
3) 日本ACLS協会： http://acls.jp/

⑤ 勉強法

卒後10年　外科医

75 副腎皮質ステロイドの少量投与は重症敗血症に有用なのですか？

敗血症とステロイド，システマティック・レビューの注意点

> ICUに入室した重症敗血症の患者さんの治療を開始した際，一緒に受け持ちになった勉強熱心な研修医から，「重症敗血症には副腎皮質ステロイドの少量長期投与が有効というエビデンスがありますよね」と言われました．確か一部の患者さんには有効という話を知っていましたが，彼の話は初耳でした．名誉挽回のよい方法はありませんでしょうか？

Answer　医者に成り立てのころ，どんどん新しい知識を身につけて，一日一日，自分が成長していることを実感する経験，きっと多くの医者がもっているね．新しい知識を先輩医師より先に仕入れ，「○○先生の言っていることはもう古い」なんて思ったことも．時には自信満々に議論を挑んだりして．

時が立つと立場が逆転する．医師として経験を積むのと同時に，もっている知識は古くなり新しい知識はだんだん自分の専門領域に限られてくる．仕事のうえでも管理業務に費やす時間が増え，プライベートも忙しくなる．新しい知識に飢え，新しい教材に恵まれた後輩たちの方が，最新情報を先に仕入れることはある意味当たり前だ．

こんなとき，先輩医師としての対応は，大体次の4パターンに分類される．

① 「若いくせに生意気だ」と思いながら，「ボクの経験では…」と，自分の経験で相手を押さえつけようとする．
② 「若い者にはかなわない．年をとったら若い者に従おう」と，少し淋しい思いをしながら後ろに引っ込んでしまう．
③ 「自分は専門外」と，知らないことは当たり前と正当化する．
④ 「それは知らなかった．教えてくれてありがとう」と相手を認めて自分も勉強する．そして後輩が気づかなかった点や，自分の経験が役に立つことがあれば，気持ちよく相手に伝える．

指導医ならば，やっぱり④のパターンでありたい．でも確かに，カチン，とくるヤツもいるなあ．

さて、重症敗血症でのステロイド投与の件だが、あなたの優秀な後輩の読んだ論文は、2004年にBMJで発表されたシステマティック・レビュー[1]のことに違いない。これはコクラン・レビュー[2]の一つとして発表されたものだ。ご存知の方も多いと思うが、コクラン・レビューは、1992年にイギリスの国民保健サービスとしてはじまったコクラン共同計画から発信される最新のシステマティック・レビューのことである。ランダム化比較試験（randomized controlled trial：RCT）を中心に世界中の臨床試験が収集され、質の評価と統計学的統合が行われている。そうした意味では「質の高いエビデンス」であることは間違いない。そして、コクラン・レビューのホームページでも、前記の論文とともに、「敗血症性ショックにおける副腎皮質ステロイドの少量長期間使用（a long course of low dose）に関し、その有用性を支持する十分なエビデンスがある」と公表されている[3]。

しかし、指導医ならば読んでいない論文は自分でも読み、もう一歩踏み込んでその優秀な研修医と議論したい。最強のシステマティック・レビューとて金科玉条ではないのだ。

重症敗血症と副腎皮質ステロイドに関するこのシステマティック・レビューでは、23の臨床研究が収集された。そしてスタディデザインに問題がある7論文を棄却し、残る16論文（患者数総計2,063人）を統計学的に統合し検討している。その結論が、重症敗血症において副腎皮質ステロイド大量短期間投与では効果が認められないが、少量長期間投与では、院内死亡率、28日後の死亡率を低下させる、いずれにせよ消化管出血、易感染性、高血糖といった副作用は問題とならない、というものだ。

が、しかし、よく読んでみると、このシステマティック・レビューでは、副腎皮質ステロイドの少量長期間投与のプロトコールを受けていた患者さん、計465人のうち300人を一つの論文[4]から得ていることが読み取れる。つまり、副腎皮質ステロイド少量長期間投与の有用性の根拠は、その2002年にJAMAに発表された論文の関与する率がきわめて高いということだ。JAMAの論文では、重症敗血症患者300人に対し、ステロイドを投与する前にACTH負荷試験を行っている。そして少量長期ステロイドの有用性は、ACTH負荷でコルチゾールの上昇が認められなかった患者群のみに認められ、反応性にコルチゾールの上昇した患者群では認められなかった。

だからこの研究では，**副腎皮質ステロイドの少量長期投与の有用性は，すべての重症敗血症患者に認められるわけではなく，副腎皮質機能不全に陥っている患者群に有効**と結論されたんだ．

BMJ に発表されたシステマティック・レビューでも Abstract には書いていないが，実は本文の最後の最後に，「敗血症性ショックでは，直ちに ACTH の負荷試験を行い，副腎皮質機能不全が認められる場合に限り，ハイドロコルチゾンを 200～300 mg の投与量で，5～11 日間投与すべき」と書いてある．

おそらく，あなたの病院の優秀な研修医でもそこまでは読んでいなかったのでは？

「そんな負荷試験なんていちいちしていられない，全員に効果があるわけでなくとも副作用がないなら使ったらいいじゃないか」という意見もあるかもしれない．だけど，こうした考え方が乱暴かどうか，その優秀な研修医と議論してみてはいかが？

ちなみに JAMA に発表された論文で対象となった 300 人の患者さんたちは，十分な補液を行いドパミンを 5 μg/min/kg 以上使用しても収縮期血圧が 90 mmHg 以下，人工呼吸器管理が必要など，確かに結構な重症で，血液培養の陽性率はプラセボ群で 31％，ステロイド投与群で 39％だった．こうした患者さんたちのうち，229 人（76.3％）が副腎皮質機能不全を示しており，この群においてのみ，ステロイド投与（ハイドロコルチゾン 50 mg を 6 時間ごと，フルドロコルチゾン 50 μg を一日一回，一週間投与）の効果が認められたというものだ．それも，28 日後の死亡率が 63％（プラセボ群）vs 53％（ステロイド群），一年後死亡率が 77％（プラセボ群）vs 68％（ステロイド群）という成績で，確かに統計上は有効かもしれないが，実際の臨床では「ボチボチでんなぁ～」っていう程度かしらん．

こうした背景を知ったうえで目の前の患者さんに果たして適用すべきかどうか，システマティック・レビューの結論を議論すれば，きっと研修医もあなたを見直すに違いない．

エビデンスの紐とき方

① システマティック・レビューの論文では，Abstract の結論をエビデンスと考えるのは早計
② 引用論文まで読み進めて，目の前の患者さんに適用できるか考えよう
③ 敗血症＋副腎機能不全　⇒はじめてステロイド長期少量療法がボチボチ効果あり

読んでナットク！ 必読のエビデンス＆レビュー

1) Annane, D. et al.：Corticosteroids for severe sepsis and septic shock：a systematic review and meta-analysis：BMJ, 329：480, 2004
2) http://www.cochrane.org/reviews/en/
3) http://www.cochrane.org/reviews/en/ab002243.html
4) Annane, D. et al.：Effect of treatment with low doses of hydrocortisone and fludrocortisone on mortality in patients with septic shock. JAMA, 288：862-871, 2002

Column

Controversy だらけの医学

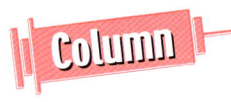

　医学は controversy だらけだ．昨日の友は今日の敵，今日の敵は明日の友ってか？ ステロイドなんて特にその時代を反映している．感染症にすぐにステロイドを使用した時代．副作用である感染が増加して，敗血症には使わないことと御触れが出た時代．そして今では敗血症でも ACTH 負荷試験で反応が鈍いものには少量のステロイドを使用し，肺炎でも使用することがある．脊髄損傷でも早期にステロイドを大量に使用することが脚光を浴び，アメリカでは脊髄損傷のスタンダードとみなされているが，研究データの信頼性がいまひとつ乏しく，ヨーロッパでは無効というスタンスをとっている．カナダや日本はオプションだ．

　橈骨動脈の動脈穿刺前には Allen テストをしてから施行すべきとどの教科書にも書いてあるが，16 の文献を調べたところ，科学的根拠に乏しいと結論づけられた．Allen テストが異常でも合併症なく橈骨動脈穿刺がうまくいく症例もあれば，反対に Allen テストが正常なのに，橈骨動脈穿刺で合併症が出た症例もあったという．つまり Allen テストは血流障害の事前予測には役に立たないということ[1]．精巣捻転も然りで，Prehn 徴候（陰嚢を挙上し，精巣痛が悪化）はまったく当てにならない．

ショックの指標の capillary refill だって，成人ではあまり役に立たず脱水の指標には使えない．指ブロックだってエピネフリン入りのキシロカインが禁忌ってことは国家試験では常識だが，形成外科の世界では特別な場合を除きそんな迷信はもうない．過換気のペーパーバッグ再換気法もエビデンスに乏しく，むしろ低酸素をきたすという報告まであるんだ．頭部外傷の脳ヘルニア徴候の過換気療法もむしろ正常換気にとどめるべきという．頭部外傷患者の気管挿管前のキシロカイン注射で脳圧後進予防なんてこともしてたよなぁ（これもエビデンスに乏しい）．いろんな報告が相次ぐなか，それでも臨床を続けていき，「Do no harm. Do know harm.」を心がけて進んでいくしかないのが我々臨床医のつらいところだね．

　どの手技が controversy なのか，この場合の治療法は何か，などという試験問題をつくって，医者の年齢当てクイズなんてものが出たら面白そうだなぁ．

参考文献

1) Barone, J. E. & Madlinger, R. V.：Should an Allen test be performed before radial artery cannulation? J. Trauma, 61 ： 468-470, 2006

⑤ 勉強法

卒後8年　内科医

76 インターネット利用術1：救急で役立つガイドライン

知っておトクのガイドライン

> EBMとかガイドラインという言葉は英語なんですが，日本語のガイドラインをタダでインターネットで参照できますか？

Answer

今回は，救急で役立つガイドライン（clinical practice guideline）のご紹介です．探してみますと山のような量．＿¦￣｜＿

まあ，自分は救急関係者なのでおすすめしたいのは何といっても，外傷初期診療ガイドラインですね．あ，これってインターネットでアクセスできなかった．(｡｡)☆＼(vv;;) テーマはタダですよね．まずは救急に関連のあるガイドラインのありかをみてみましょう．

中枢神経，神経・筋疾患

- 脳卒中治療ガイドライン2004（日本脳卒中学会）
  http://www.jsts.gr.jp/jss08.html

- 頭痛治療ガイドライン（日本神経学会）
  http://www.neurology-jp.org/guideline/

- 神経免疫疾患治療ガイドライン（日本神経治療学会・日本神経免疫学会）
  http://www.fmu.ac.jp/home/neurol/guideline.html

- アメリカ神経学会ガイドライン
  http://www.aan.com/professionals/practice/guideline/index.cfm?a=o&fc=1#

顔面，頸部

- 緑内障診療ガイドライン第2版（日本眼科学会）
  http://www.nichigan.or.jp/member/guideline/glaucoma2.jsp

- 甲状腺疾患診断ガイドライン（第7次案）（日本甲状腺学会）
  http://thyroid.umin.ac.jp/guideline/02.html

臨床研究

循環器・呼吸器

- 循環器病の治療に関するガイドライン・エッセンス（日本心臓財団）
  http://www.jhf.or.jp/a&s_info/guideline/
  各学会の循環器病の治療に関するガイドラインがまとまっています．

- 肺高血圧治療ガイドライン（日本呼吸器学会）
  http://www.jrs.or.jp/quicklink/glsm/guideline/haikoketsuatsu/
  日本循環器学会，日本呼吸器学会，日本心臓病学会，日本脈管学会，日本小児循環器学会，日本胸部外科学会，日本リウマチ学会，日本静脈学会が合同研究班として参加している．

- 日本呼吸器学会ガイドライン集
  http://www.jrs.or.jp/quicklink/glsm/

- 肺血栓塞栓症／深部静脈血栓症（静脈血栓塞栓症）予防ガイドライン（2003）
  http://www.jasper.gr.jp/

消化器

- エビデンスに基づいた急性膵炎の診療ガイドライン（日本腹部救急医学会）
  http://plaza.umin.ac.jp/~jaem/

- 急性胆道炎診療ガイドライン（日本胆管膵外科関連会議）
  http://www2.convention.co.jp/17jhbps/sinryo01.pdf

腎

- 診療ガイドライン（日本腎臓学会）
  http://www.jsn.or.jp/jsn_new/iryou/free/kousei/top.html
  いくつかの腎臓疾患の診療指針，検尿の考え方・進め方．

血管，血液

- ABO不適合輸血時の治療指針（日本輸血学会）
  http://www.yuketsu.gr.jp/manual/main.html

- 血液製剤の使用指針（改定版）（厚生労働省）
  http://www.mhlw.go.jp/new-info/kobetu/iyaku/kenketsugo/5tekisei3b.html

感染症

- 川崎病急性期治療のガイドライン（日本川崎病研究センター）
    http://www.kawasaki-disease.org/tebiki/index.html
- SARSに対する対応（厚生労働省健康局結核感染症課）
    http://www.mhlw.go.jp/bunya/kenkou/kekkaku-kansenshou05/index.html
- 抗菌薬投与に関するアナフィラキシー対策のガイドライン2004年版（日本化学療法学会）
    http://www.chemotherapy.or.jp/journal/reports/hinai_anaphylaxis.html

アレルギー，自己免疫疾患

- 小児気管支喘息，成人気管支喘息（アレルギー情報センター）
    http://www.allergy.go.jp/allergy/guideline/
- 一般臨床医のためのEBMに基づいた喘息治療ガイドライン2004（日本アレルギー協会）
    http://www.jaanet.org/medical/guide.html
- 抗菌薬投与に関連するアナフィラキシー対策のガイドライン（日本化学療法学会）
    http://www.chemotherapy.or.jp/journal/reports/hinai_anaphylaxis.html#guideline

画像診断，放射線

- 画像診断ガイドライン（日本放射線学会）
    http://www.jcr.or.jp/guideline/guideline.html
- 脳血管障害画像診断のガイドライン（日本放射線科専門医会・医会）
    http://mrad.iwate-med.ac.jp/guideline/

中毒

- 急性中毒の標準治療（日本中毒学会）
    http://web.jiho.co.jp/toxicol/page037.html

小児，遺伝医療

- 乳幼児突然死症候群（SIDS）に関するガイドライン
  http://www.mhlw.go.jp/houdou/2005/04/h0418-1.html

- 乳幼児突然死症例・診断の手引き
  職種別・SIDSに対応するためのガイドライン
  http://www4.ocn.ne.jp/~sids2000/

- 腸管出血性大腸菌感染に伴う溶血性尿毒症症候群（HUS）の診断・治療のガイドライン（改訂版　平成12年6月改訂）（日本小児腎臓病学会）
  http://www.jspn.jp/pe-gakujyutsu.html

テロリズム

- テロ（特に生物テロ）リズムに関するガイドライン
  感染症の診断・治療ガイドライン（日本医師会感染症危機管理対策室）
  http://www.med.or.jp/etc/terro.html

- 緊急被ばく医療医療情報ネットワーク
  http://www.remnet.jp/
  被ばく・汚染患者の取り扱いが具体的に書かれている．原子力発電所立地県に働く医師は必見！

法医学

- 「異状死」ガイドライン（日本法医学会）
  http://web.sapmed.ac.jp/JSLM/guideline.html

環境

- 熱中症保健指導マニュアル（一般向け）（環境省）
  http://www.env.go.jp/chemi/heat_stroke/manual.html

- 熱中症を防ごう（日本体育協会）
  http://www.japan-sports.or.jp/medicine/guidebook1.html

（※ URL は 2007 年 3 月現在のものです．）

⑤ 勉強法

卒後8年　内科医

77 インターネット利用術2：日常診療で役立つガイドライン

こんなガイドラインもネットでお得

診療の基本というかガイドラインっていうのは教科書を買えばいいんでしょうけど，インターネット全盛の昨今，もっと楽に調べられないものでしょうか？

Answer　日常診療で役立つガイドライン（clinical practice guideline）です．今回は救急と離れた分野のガイドラインを紹介します．

中枢神経，神経・筋疾患

- 日本神経学会治療ガイドライン（日本神経学）
  http://www.neurology-jp.org/guideline/
  パーキンソン病治療ガイドライン，てんかん治療ガイドライン，ALS治療ガイドライン，痴呆疾患治療ガイドラインなど複数あります．

- 慢性頭痛診療ガイドライン2005（日本頭痛学会）
  http://www.jhsnet.org/GUIDELINE/top.htm

- 脳ドックのガイドライン2003（日本脳ドック学会）
  http://www.snh.or.jp/jsbd/gaido.html

- 性同一性障害に関する診断と治療のガイドライン（日本精神神経学会）
  http://www.jspn.or.jp/04opinion/2006_02_20pdf/guideline-no3.pdf

- 難病患者のための地域ケア・ガイドライン（国立療養所神経筋難病研究グループ）
  http://www.niigata-nh.go.jp/nanbyo/

呼吸器

- 結核に関するガイドライン（日本結核病学会）
  http://www.kekkaku.gr.jp/ga/iin.htm

消化器

- 慢性肝炎診療のためのガイドライン（日本肝臓学会）
    http://www.jsh.or.jp/guide/guide.html

腎

- 常染色体多発性嚢胞腎（ADPKD）
  治療ガイドライン2002（日本腎臓学会承認サイト）
    http://www.jinzou.net/JinzouTop/home.html

泌尿器

- 前立腺肥大症診療ガイドライン（日本Endourology・ESWL学会）
    http://square.umin.ac.jp/jsee/menu10-1.html

- 高齢者尿失禁ガイドライン
    http://www.ncgg.go.jp/hospital/pdf/sec16/guidelines.pdf

悪性腫瘍

- 胃癌治療ガイドライン2004（日本胃癌学会）
    http://www.jgca.jp/guideline/

血管，血液

- 動脈硬化性疾患診療ガイドライン2002（日本動脈硬化学会）
    http://plaza.umin.ac.jp/~jas/guideline.html

- 造血幹細胞移植の適応ガイドライン（日本造血細胞移植学会）
    http://www.jshct.com/guide_pdf/2002.pdf

感染症

- 2005年版 抗HIV治療ガイドライン（HIV感染症の医療体制の整備に関する研究班）
    http://www.acc.go.jp/kenkyu/guideline/guideline.htm

- 建物等におけるレジオネラ症防止対策
    http://www1.mhlw.go.jp/houdou/1111/h1126-2_13.html

- クロイツフェルト・ヤコブ病感染予防ガイドライン
    http://www.asahi-net.or.jp/~zd8k-knk/pdf/CJDGuideline-9.pdf

- 予防接種ガイドライン（厚生労働省予防接種ガイドライン等検討委員会）
    http://www.mhlw.go.jp/topics/bcg/guideline/1.html

- 予防接種ガイドライン
  国立感染症研究所　感染症情報センター（厚生労働省健康局結核感染症課）
  http://idsc.nih.go.jp/vaccine/2006vagl/index.html

- 透析医療における標準的な透析操作と院内感染予防に関するマニュアル
  （厚生労働省健康局疾病対策課）
  http://www.mhlw.go.jp/topics/2004/10/tp1005-1.html

- ウイルス肝炎感染対策ガイドライン（医療機関内）
  （厚生省保健医療局エイズ結核感染症課　財団法人ウイルス肝炎研究財団）
  http://www.cute.to/~dent_rie/hb_new.htm

アレルギー，自己免疫疾患

- アトピー性皮膚炎，鼻アレルギー（アレルギー情報センター）
  http://www.allergy.go.jp/allergy/guideline/

- 鼻アレルギー診療ガイドライン
  アトピー性皮膚炎治療ガイドライン2005（日本アレルギー協会）
  http://www.jaanet.org/medical/guide.html

- アトピー性皮膚炎治療ガイドライン（日本皮膚科学会）
  http://web.kanazawa-u.ac.jp/~med24/atopy/ADguideline.pdf

代謝性疾患

- 高尿酸血症・痛風の治療ガイドラインダイジェスト版（日本痛風・核酸代謝学会）
  http://www.tufu.or.jp/guide.html

画像診断，放射線

- 放射線治療計画ガイドライン（日本放射線科専門医会・医会）
  http://web.sapmed.ac.jp/radiol/guideline/

小児，遺伝医療

- 小児特発性ネフローゼ症候群薬物治療ガイドライン1.0版
  http://www.jspn.jp/pe-gakujyutsu.html

- 遺伝医学・遺伝医療に関するガイドライン（京都大学）
  http://www.kuhp.kyoto-u.ac.jp/idennet/idensoudan/guideline/guideline.html

リスクマネジメント

- 医薬品・医療用具等関連医療事故防止対策の推進について（厚生労働省）
  http://www1.mhlw.go.jp/houdou/1204/h0428-2_15.html
- 医療事故防止対策ガイドライン（大阪府）
  http://www.pref.osaka.jp/osaka-pref/iryo/guideline/
- リスクマネジメントガイドライン（日本看護協会）
  http://www.nurse.or.jp/anzen/risk-guide/
- 内視鏡の洗浄・消毒に関するガイドライン（第2版）
  （日本消化器内視鏡技師会安全管理委員会）
  http://www.ask.ne.jp/~jgets/CD_GL2_main.html

麻酔

- 麻酔に関するガイドライン（日本麻酔科学会）
  http://www.anesth.or.jp/safety/guideline.html

臨床検査

- 診断群別臨床検査のガイドライン（日本臨床検査医学会）
  http://www.jscp.org/booklet/guideline/

たばこ

- タバコ禍の実態をつかみ制圧するためのガイドライン（世界保健機関）
  http://www.nosmoke-med.org/who1998.html
  禁煙医師連盟ホームページ http://www.nosmoke-med.org/より．

その他

- Minds医療情報サービス（財団法人日本医療機能評価機構）
  http://minds.jcqhc.or.jp/to/index.aspx
- 診療ガイドライン（東邦大学）
  http://www.mnc.toho-u.ac.jp/mmc/guideline/

（※ URL は 2007 年 3 月現在のものです．)

> ⑤ 勉強法　　　　　　　　　　　　　卒後8年　内科医

78 インターネットでお得な文献検索
タダ至上主義

> 地方の市中病院に勤務していますが，図書館なんて名ばかりのしょぼいものしかありません．文献を取り寄せるのも一苦労なんです．インターネットならと思って調べてみましたが，どこも結構お金がかかるんですよね．できればタダで文献検索したいのですが，おいしいサイトってありますか？

Answer　インターネットを用いた情報検索は日常茶飯事行われているよね．多くの人はお目当ての買い物に幅広くインターネットショッピングをしてるんだろうね．物の値段を知りたいのであれば「価格.com ▶ http://www.kakaku.com/」は便利．安い順にお店が表示されるだけでなく，ユーザーの口コミ情報と製品に関する評価を閲覧可能だ．またご存知「Amazon ▶ http://www.amazon.co.jp/」などでは同じ本でも中古を選択するという方法も賢いかもね．

　おっと，すみません，買い物の話をしているんじゃなかったね．医療に関する文献情報をできれば「タダ」でゲットできればという甘い考え（オット失礼！）でしたね．図書館に足を運ぶという手もあるけど，インターネットなら机の端末から文献検索することが可能だ．ウェブサイトを主体とするこのようなサービスの多くは英語が主体で，残念ながら今のところは日本語のサービスは内容がやや貧弱なのが現実だ．英語を勉強しようね．

　文献結果が abstract や key word に終わることも多いけど，そこはめげずに数回はトライしよう．おいしい話はそう楽して転がり込んでくるものじゃないんだから．まあ，タダなんだから触りだけという側面もいたしかたないけど，幸運にも全文を呈示してくれる場合もあり，参考文献が HTML で書かれている場合はクリック一発で OK だ．それがまた "Free Full Text" なんていうと超ラッキー．ただし「タダほど高いものはない」という諺があるとおり，その文献の信頼度は読まなければわからないし，出所が信頼に足るものか否かを注意する必要があるね．

臨床研究

それから購読者であればウェブ上で文献が読めるサービスもあるので，個人でなくとも病院で雑誌を購読している場合は問い合わせてみる価値はある．病院で institute price で購読しているなら，堂々とアクセスできるはず．なかには IP アドレスがないとアクセスさせないなんていうサイトもあるので注意が必要だ．

　文献の検索方法はキーワード（英語なら半角小文字）をサーチウィンドウに入れ，ボタンを押すだけ．複数の検索語を用いる場合は，一般的に半角スペースを各々の間に挿入して検索語を入力する．それではさっそくご紹介を．

文献検索

● PubMed
http://www.ncbi.nlm.nih.gov/entrez/query.fcgi?db=PubMed

米国立医学図書館が立ち上げているもっとも知名度の高いウェブサイト．タダで文献検索が可能．検索結果中にfree textが混じっていたら超ラッキー．種々のウェブページがこのサイトにリンクを張ってるよ．

● Flyingpublisher.com
http://www.flyingpublisher.com/

いやあ，まいった．ほとんどなんでもある_|￣|_．いったいこれまでの俺の努力は何だったんだ（＿；）．そこにはFree Medical Journalsの一覧がぁ．

ひとえにタダといっても，タダになるための条件があるんだ．常時タダ（A Cancer Journal for CliniciansやJournal of Clinical Investigation），出版されて1カ月から6カ月以上経過していたらタダ（New England Journal of MedicineやJAMA），出版後1年以上経過でタダ（CirculationやJournal of Infectious Diseases），出版後2年以上経過でタダ（BrainやRadiology）となっている．期間だけでなく分野別の紹介ページもある．英語以外の言語の雑誌も掲載されているけど，残念ながら日本語の文献は見当たらないんだよなぁ．

● Highwire Press
http://highwire.stanford.edu/

Flyingpublisher.comに負けず劣らずのサイトです．やはりfree journalを検索できる．

救急関係

そういえば自分は救急医だった．そこで救急に関係のあるサイトをご紹介しましょう．

- NLH-Emergency Care（Manchester Royal Infirmary）
  http://libraries.nelh.nhs.uk/emergency/
  Manchester Royal Infirmary（UK）の救急部がevidence-basedな情報提供を目指してつくったウェブサイトのなかにあるページ．タダでPDFファイルを得られること多し．

- CAEP（Canadian Association of Emergency Physicians）
  http://www.caep.ca/004.cjem-jcmu/004-00.cjem/vol-7.2005/v73.145.contents.htm#maincontent
  カナダの救急医学会雑誌．文献の多くが全文閲覧可能．

- American Academy of Family Physicians
  http://www.aafp.org/
  米国家庭医学会．これも全文閲覧がほとんど．このサイトはなかなか優秀．

トリ

- Google Scholar
  http://scholar.google.com/
  最後はGoogleでしめぐぐる（。。）_\（vv;;）．「ぐぐる」という単語まで普及しているこのサイトを皆さんご存知だよね．でもこのサイトの学術バージョンがあるのを知ってた？ さすがGoogle．とにかくキーワードを入れてみるならここはおすすめ．ひろぉ〜く情報を集めてくれる．最近私はここを欠かすことができません．ただし日本語での文献検索機能なし．やっぱりウェブは世界共通言語で戦わなければいけないんだぁ．

（※ URLは2007年3月現在のものです．）

タダを追求するなら

①文献検索は Flyingpublisher.com と Highwire Press
②とにかく幅広い検索は Google Scholar

⑤ 勉強法

⑤ 勉強法　　　　　　　　　　　　　　　卒後 8 年　内科医

79 インターネットでお得な情報を
メーリングリスト活用術

最近メーリングリストに入っていろいろ勉強する機会も増えてきました．自分の知らないメーリングリストも数多くあると思うのですが，少し教えてください．

Answer　メーリングリストは登録されたメンバーがグループ内で共同作業や議論をするために利用します．ここでは書籍や文献といったものを検索することはできませんが，診療上の疑問や行き詰まりに対する専門家からの貴重な示唆や情報提供をリアルタイムで得られること，また付随するさまざまな議論から得られるものが非常に大きいのが特徴です．このため母国語が主となります．ただ，配信量もメーリングリストによって千差万別で日に数十通流れるものがありますのでくれぐれもご自分のプロバイダーの使用可能ディスク容量にご注意ください．

またメーリングリストの運用をYahoo などを利用してフリーで行っている場合，会員登録（無料）をしないと参加できない場合があります．

メール通知は，これまでご紹介したサイトにおいて定期的に見出しの紹介や，指定したキーワードに当該する文献が出た場合などにメールで通知してくれるシステムです．メールアドレスの登録が必要ですがいずれも無料です．

とまあ，すぐにのぞきたくなるんですが，インターネットを使うのであればまず，インターネット使用のためのガイドラインなんかいかがでしょうか．メールを度々書いたことのある方はおわかりでしょうが，相手の顔を見ないでの議論は特殊な状況ですので注意が必要です．

ネチケット

● ネチケットホームページ（高橋邦夫）
　　http://www.cgh.ed.jp/netiquette/
　　インターネットを使うのならネチケットを忘れずに．

- eヘルス倫理コード（日本インターネット医療協議会）
  http://www.jima.or.jp/

メーリングリスト

- 救急集中治療メーリングリスト「CCN-ML」（Critical Care Network）
  http://www2.kpu-m.ac.jp/~ccn/

- eml（救急医療情報研究会）
  http://eml.amazing.co.jp/
  おそらく我が国最大の規模の救急医療に関するメーリングリスト．

- fmj（日本の保健・医療を考える会）
  http://k-net.org/fmj/
  グローバルな視点から日本の保健・医療を考える会（フォーラムMJ：FMJ：Forum de Monde au Japon）のメーリングリスト．海外から見た日本の医療を考える．

- poison-net
  http://maple-www2.med.hiroshima-u.ac.jp/
  中毒だったらここしかありません．中毒情報ネットワーク「poison-net」

- 公衆衛生ネットワークtokyo publichealth
  http://home.att.ne.jp/star/publichealth/
  災害，結核，AIDS，感染症，食中毒，公衆衛生，産業保健，環境保健，等に関するメーリングリスト．多岐にわたる内容だがトラフィック量が最大約500／月と半端じゃないのでご注意を．

- 北米型救急システム［NAER2］メーリングリスト
  http://groups.yahoo.co.jp/group/NAER2/
  ERに関する議論から症例の検討まで幅広い内容があります．YahooのID取得が必要です．

- TRAUMA.ORG
  http://www.trauma.org/traumalist.html
  英語だけど外傷のメーリングリストといったらまずここ．Traumaの著者Mattoxが管理者の1人．こちらもトラフィックの量が半端じゃないので生半可な気持ちじゃ参加できませんね．

- EMED-L@ITSSRV1.UCSF.EDU

    http://www.lsoft.com/scripts/wl.exe?SL1=EMED-L&H=ITSSRV1.UCSF.EDU

    本場北米の救急医のメーリングリスト．たくさんやってくるので，メールソフトでのフィルタリングは必須．英語です．上記に登録する旨をメールすればOK．

メール通知

Q78の文献検索で挙げた商用ウェブサイトには大抵，登録（無料）ユーザーに定期的に最新号の目次などを通知してくれる機能がついています．

- CDC

    http://www.cdc.gov/subscribe.html

    CDCのフリーメールによる情報提供です．感染症とテロの動向などがあります．

- Medscape

    http://www.medscape.com/homeindex?src=hdr

    Medscapeで登録（無料）しますと，自分で選択した分野のトピックスをメールで知らせてくれます．

- m3.com（So-net M3）

    http://www.m3.com/index.jsp

    Medscapeに似た日本のサイトです．登録（無料）しますと，毎日医療情報を配信してくれます．

（※ URL は 2007 年 3 月現在のものです．）

⑤ 勉強法

卒後 10 年　内科医

80 あぁ，忙しや．でも読まないとね
文献に騙されずに正しく読む方法

EBM 流行りのおかげで，ただ文献を読むだけでは，研修医が反対に突っ込んでくる時代になってしまい，統計なんて好きではない小生にはちょっとつらい時代です．文献を読むスピードは圧倒的に研修医より速いとは思うのですが，その情報の評価は，EBM の本のように統計学を紐解きながら読んでいると日が暮れてしまいます．上級医にとっては少しうならせるような指摘をしてみたいのですが，何かいいネタはないでしょうか？

Answer　論文を日常診療に実践する読み方としての PECO（Patient：患者，Exposure：介入，Comparison：対象，Outcome：利点欠点）はすでに紹介した（p.37 参照）．エビデンスなんていうとありがたい気もするが，結局は最大多数の公約数を出しているに過ぎず，目の前の患者さんにピタリと合うかどうかは，目の前の患者さんの癖や趣味など細部にいたる日頃の付き合いがあれば，個々のエビデンスに勝るのである．あくまでも最大公約数のエビデンスが目の前の患者さんに適応できるかどうかの最終判断は，有能な臨床家のさじ加減で変わってくるのだ．

　時間をかけて原著論文を読むのも面白いが，実際の診療に役立てる情報を得る場合は，そうはいかない．苦労して多くの文献を読んで分析するよりも二次文献としての review article でエビデンスを探す方が効率がいい．Up to Date や Chocrane などで情報を得る方が，時間がないのに文献を時間をかけて読むより簡単に現時点でのエビデンスを得ることができる．時間があれば，本書で紹介している信頼に値する systematic review（系統的レビュー）や meta-analysis（研究の統合と評価）などはオリジナルの文献を読んでおきたいところだ．でもこれらの二次資料ってすでに研修医にも人気で頑張って読んでいる研修医も多い．感心，感心．残念ながらこれらの二次資料も限界があり，多くの臨床の質問に答えておらず，特に救急に関する review はなかなか少ない．そもそも臨床の問題でエビデンスがあるのはわずか 4 割ぐらいではないかとも思ってしまう．

表● 文献選びのポイント：PP-ICONs

Problem	臨床上の問題
Patient/Population	患者，患者群
Intervention	介入
Comparison	比較対象
Outcome	結果（利点，欠点など）
Number of subjects	患者数
Statistics	統計に騙されない

PP-ICONsを グッとつかめ！

　それでは次には，どんな文献を探すかといえば，PubMedなどで，meta-analysisやsystematic review，ランダム化比較試験の文献を探して自分で読む．ここでの基本はPECOだが，ここでは，「PP-ICONs」という方法を紹介しよう．PECOと同じといえば同じだが，表を参照してほしい．

Problem

　文献が取り上げる問題と，自分の解決したい臨床上の問題が同じでなければ役に立たない．参考までに読んでもよいが，基本的には捨てる．ポイッ！

Patient/Population

　文献が取り上げる患者（群）が自分の患者さんと同じでなければ，意味がない．例えば有名な脳神経外科センターに搬送される頭部外傷患者は重症疾患が多く，搬送する人は，「もしかすると」という思いがよぎる患者さんを選んで，そのセンターを受診しているに違いない．ところが，われわれのようなコンビニ外来では，「学校で子供が頭をぶつけて，親やPTAがうるさいから後々困るし…」ってなもんで保健の先生が連れてくるような軽症頭部外傷患者は，涙が出るくらいやっぱり軽い患者さんが多い．**施設の大きさ，施設の地域での役割や専門性が異なればその施設のデータは，自分の施設では使えない．**参考にはするものの，時間がなければ，さっさとその文献は捨てる．また，患者さんを無理矢理選んでいないか，バイア

スがかかった患者さんでスタディしても意味がない (selection bias). なかには「前向き研究」と言いながら,「結果が出なかったが,特定の患者群を見直すと意味があった」などとぽやく論文がある. こんなのは後ろ向き評価であって「ずるい」にほかならない. 例えば, じゃんけんを 100 人として勝率が半分だったといいながら, 後ろ向きに結果を再分析したら, じゃんけん相手が,「た」からはじまる苗字（例えば, 田中, 高橋, 谷口など）の場合には勝率が 80％だった. だからじゃんけんは「た」からはじまる苗字の人とすると勝ちやすいなどと結論づけているに等しいのだ. そんな文献は, ポイッ！

Intervention

介入方法が文献の方法と自分の場合と同じかどうかをチェックする. また介入方法が適切かどうかは大事. いい加減なゴールドスタンダードで診断基準を設定しているような文献は嘘八百な結果しか載っていない. そんな文献は, ポイッ！

Comparison

対象が何かをはっきりさせ, 自分の臨床上の質問と合致するかどうかを確認する. もし対象がいい加減なら, ポイッ！

Outcome

結果は死亡率やコストなど, 患者さんの側に立った利点や欠点が結果に反映されていないと意味がない (patient oriented evidence : POE). 多くの誤った論文は生理学的パラメーター（血圧, 脈, 尿量など）や血液検査結果の改善が, そのまま病気にとっていい結果を導いているように見せかけているが, それは必ずしも正しくないので騙されてはいけない (disease oriented evidence : DOE). いくら血液検査や生理学的徴候がよくなっても患者さんの罹患率や死亡率, コスト, 痛みが変わらなければ患者さんにとっては何の得もないのだ (patient oriented evidence that matters : POEM). 結論を導きだすのに決めているエンドポイントがいい加減な文献は, ポイッ！

Number of subjects

統計上有意義かどうかを出すにはやはり数が必要である．20人ずつの群を比較検討したところで統計など出やしない．有意差がありそうに見えても次の100人で追加調査すれば大どんでん返しなんて話はいくらでもある．ではどれくらいの数が必要かというような絶対的な数値はないが，患者群が100人以下の文献は信頼性が低いと言わざるを得ない．**できれば患者群，対象群それぞれ400人以上ずついるのが理想だ**．暗算でも計算できそうな少ない患者群での統計による文献は，ポイッ！

Statistics

RRR（relative risk reduction：相対危険度減少率）の誇大広告!? 統計処理をしてもなかなか目に見えて，「よかったぁ」というような数値が出ないときに，もっともらしく「この治療は対象と比べていいよ」と見せるにはこのRRRを使うに限る．なんたってちょっとの違いを％で表すと，大きく見えてしまうから，自分でスタディをするにはこんなに便利なものはなく，人のスタディを読むにはこんなに注意しないといけないものはない．文献を読む際には，RRRではなく，**ARR**（absolute risk reduction：絶対危険度減少率）に注目すべきである．統計上差があるというのは，必ずしも臨床的に意義があるというわけではなく，統計の数字に騙されないようにしなければならない．

むしろ文献を読むうえで役に立つのは，**NNT**（number needed to treat：治療必要数）だ．スタディの効果を表すのに，何人の患者さんを治療するとはじめて一人効果が出るかという数字．なんてこたぁない．NNTは1/ARRって計算するから，結局はARRの親戚なんだ．じゃ，NNTはどれくらいが理想かという基準っていうのは，残念ながらないが，5以下ならとってもステキで，10以下ならよしとしよう．NNTが大きい数字なんていうスタディは，ポイッ．

PP-ICONsでクリアした文献は読むに値すると考えてよい．ただし，文献を読むうえで最も大事なのは，自分の臨床問題と関連があるか，興味があるか，面白くて「グッ」とくるか，である．結局，critical appraisal

(批判的吟味した文献の読み方)なんて読み方をすれば，ほとんどの医学論文はスタディデザインに問題がある．パーフェクトなスタディは実際のところ無理なのだ．現実問題として患者さんと向き合いながら，なるべくバイアスを減らすように努力した論文を，安易に「ダメ文献」と決めつけるのはよくない．とっても失礼なイヤミな奴になりさがるだけだ．粗探しをして読むだけでは疲れてしまう．人の欠点ばかり見る人間は嫌われるぞ！ 温かい気持ちで論文を読みましょうね．

文献の読み方必勝法！

① PP-ICONs で文献を批判的に吟味！
② RRR は信用するな！統計で騙されてしまうぞ！
③ NNT，ARR が大事！
④ 完璧な論文はない．心温かく批判的吟味をしましょう

読んでナットク！ 必読のエビデンス＆レビュー

1) Fleherty, R. J.：A Simple Method for Evaluating the Clinical Literature. Fam. Practice. Management, 11：47-52, 2004（本文引用なし）

索引

数字・欧文

数字・A〜C

5 microskills	77
5つのステップ	63
ACE阻害薬	94
ACLS	222
ACS（Acute Coronary Syndrome）	126
ACTIVE education	38, 39
Af	103, 104
ARB	94
ARR	246
aVR	107
β遮断薬	103
Burn-out状態	16
BURP法	58
central venous pressure	96
constructive	80
Constructive feedback	78
critical appraisal	246
CT室	140
CURB65	122
CVP	96
CVライン	213

D〜J

Do no harm. Do know harm	176
DOE（disease oriented evidence）	245
EBM	243
EF	115
GCS	136
ICLS	222
Iメッセージ	67
JATEC	137
jolt accentuation test	146

L〜O

Levineサイン	113
LMCA	107
M&M	14
M&Mカンファレンス	14
medical jargon	173
meta-analysis	243, 244
minimal response	133
Narrative Medicine	29
negative	80
Never say "Never"	67
NGチューブ	134
NGワード	66
NIHSS	211
NINDS trial	209
NNT	246
NO TEARS	165
「NO TEARS」tool	163
non responder	133
OELM法	58

P〜R

PECO	35, 243
Pneumonia Severity Index	122
POE（patient oriented evidence）	245
PORT study	119
Positive feedback	78
PP-ICONs	244
preventable trauma death	132
review article	243
RRR	246

S〜Y

sniffing position	58
systematic review	243, 244
Teaching is learning twice	18
Teaching perspectives	21
transient responder	133
UMIN学会情報	220
Weight rule	144
X線	61
Yes-man/woman	89
YOUメッセージ	67

和文

あ行

アスピリン	125, 126
後片付け	185
アドバンストリアージ	73
アナフィラキシー	151, 160
アルブミン	92, 93
医学教育	20
医学専門用語	173, 174
医学論文	192
怒り	184
医師−患者関係	83
意識消失	149
医療者の常識	174
イレウス管	196, 197
インターネット	229, 233, 237, 240
ウイルス	130
エコー	58, 97
エビデンス	35, 36, 192
エピネフリン	151
エレベーター	140
塩酸ニカルジピン	206
エンピリック治療	120

か行

回転性めまい	215
ガイドライン	229, 233
カウンターショック	103
過換気	138
喀痰検査	120
カゼ	176
学会	220, 221
空咳	94
肝硬変	93
患者教育	157
患者さんへの怒り	182
気管挿管	57, 136, 138
危険性	169
危険な上級医	179
基礎疾患	56
ギプス固定	199
救急の心得	73
急性心外膜炎	108
教育	77
教育法	26
共感	81
胸腔ドレーン	202
胸腔ドレナージ	202
胸痛	112, 113
胸部X線	118, 119
駆出率	115
愚痴	89
クレーム	157
経験不足	29
軽症頭部外傷	148
血圧	71, 99, 132
血液培養	120, 146
血胸	202
血小板凝集	126
血栓溶解療法	210
研修医	47, 48
研修医教育	18
研修医の落ち度	46
講義	38, 40, 52
抗菌薬	129, 176
高血圧	98, 105
高血圧恐怖症	98
甲状腺機能亢進症	153
抗生物質	130
高熱	128
抗不整脈薬	102
声かけ	166
呼吸数	71
コスト請求	41
骨折	60
骨折見逃し	60
困った上司	188
ゴミ箱診断	75
コミュニケーション技術	75
語呂合わせ	38
コンサルト技術	75
コンパートメント症候群	199, 200
コンビニ感覚	81

さ行

細菌感染	128, 130
細菌性髄膜炎スコア	147
再発性アナフィラキシー	151
三環系抗うつ薬	109
ジアゼパム	99
シーネ固定	200
歯牙着色	189
思考過程	78
事情	82, 84
市中肺炎	120
指導	47
指導医	24, 26, 46
自動血圧計	99
指導方法	22
シミュレーション	52
重症患者搬送時	141
手技	63
上司	88, 188
上司との人間関係	88
初期輸液	133
ショック	71

心筋梗塞	107, 112	
身体所見	61, 73	
心不全	115, 116	
心房細動	102	
診療録	44	
髄液検査	146	
髄膜炎	146	
ステロイド	224	
スピロノラクトン	35	
清潔	214	
清潔ガウン	213	
成人教育	23, 50	
説明義務違反	190	
全身診察	55	
造影剤	160	
造影剤アレルギー	160	
造影剤使用同意書	161	

た 行

体重	143
態度	85
遅発性アナフィラキシー	151
中心静脈圧	96
治療法の説明	169
鎮痛処置	134
低カリウム血症	153
低マグネシウム血症	154
電気ショック	103
添付文書に反する薬剤使用	190
頭部CT	148, 149
トリアージ	156

な 行

内頸静脈	96
内耳	215
内耳性めまい	216
内服	163
内服薬の理解	163
何かあったら，来てください	171
ニフェジピン	99
熱発	173
ネフローゼ症候群	93
年功序列	49
年配研修医	49, 50
脳梗塞	209
脳出血	206
ノセボ効果	167

は 行

バイアス	244
肺炎	55, 56, 118, 120, 122
敗血症性ショック	225
バイタルサイン	70, 71, 73
ハイリスク患者	156
発表	221
鼻水	130
搬送	141
鼻出血	105
必殺チューリップの術	90
フィードバック	32, 33
副腎皮質ステロイド	225
服装	85
腹部X線	194
腹部単純X線	194
防ぎ得る外傷死	132
プロフェッショナリズム	52
プロフェッショナル	85, 87, 158
文献	237, 243
文献検索	237
ベッドサイドティーチング	52, 53
ペルジピン®	206
勉強不足	29
ベンゾジアゼピン系薬	216
保険診療	42
保険病名	43
保護者の認識	174

ま 行

マニュアル	180
身だしなみ	85
ミノサイクリン	188, 189
無菌操作	213
メイロン®	215, 216
メーリングリスト	240
メール通知	240
滅菌	214
問題研修医	28

や～ら 行

有益性	169
腰椎穿刺	146
リズムコントロール	102
臨床教育	52
臨床研修	23
レートコントロール	102
論文	35

著者プロフィール

林　寛之（Hiroyuki Hayashi）：福井県立病院救命救急センター

　1986年　自治医科大学卒業．1991年　カナダ・トロント総合病院救急部にて臨床研修．1993年〜僻地医療を経て，1997年〜現職（福井県立病院救命救急センター）．

　北米型の1次〜3次までなんでもござれのよろず時間外診療所で，研修医にタメ口をきかれながら，愛のハリセンを持って指導する毎日．

　趣味は子育て（育児休暇3カ月取得）．妻には子育てを趣味でするなと叱られつつ…．家庭を大事にできないと，患者さんを大事にできない…と信じて…．

太田　凡（Bon Ohta）：湘南鎌倉総合病院救急総合診療科

　1988年　京都府立医科大学卒業後，母校の内科学教室に入局．救命救急センター内科部門に出向中に「救急医療」に疑問が生じ，僻地診療所勤務を考えていた時に今の職場から声がかかりました．

　2002年4月より救急外来の仕事を始め，記憶力の低下を嘆きながら，若い研修医たちとともに日々新たな何かを学んでいます．近い将来，複数の救急外来と僻地の診療所をローテイト勤務するグループを作ることを夢見ています．

岩田充永（Mitsunaga Iwata）：名古屋掖済会病院救命救急センター

　1998年　名古屋市立大学医学部卒業．2000年　卒後臨床研修後，内科（主に循環器科）老年医学を研修．2002年〜現職（名古屋掖済会病院救命救急センター）．

　会社帰りに薬を貰いに来る（？）風邪のお兄ちゃんから，ヘリで搬送される多発外傷まで，積み上がるカルテの山と，鳴り響くホットラインを前に，研修医の先生と苦闘しています．

　現在は，以前から興味があった高齢者救急について勉強を始めています．救急室を受診する高齢者は，いろいろと経験を積んだ人生の大先輩です．病歴聴取のつもりが，「へーそうなんですか…」と，こちらの勉強になることが多々あります．重症救急に対して，適切な初期対応ができることはもちろんですが，結果的に軽症な患者さん（患者様？）にも「心配して病院に来たけど，よく話を聴いてもらって，診てもらって，安心したわ」と言われるような救急室をめざしています．

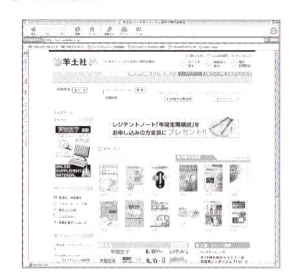

日常診療のよろずお助けQ&A上級編
研修医の指導から臨床現場のあらゆる疑問まで，ポストレジデントの「困った」に答えます！

2007年 5月 1日	第1刷発行	
2008年 3月25日	第2刷発行	
	編著者	林 寛之
	著 者	太田 凡，岩田充永
	発行人	一戸裕子
	発行所	株式会社 羊 土 社
		〒101-0052 東京都千代田区神田小川町2-5-1 TEL 03（5282）1211
	FAX	03（5282）1212
	E-mail	eigyo@yodosha.co.jp
	URL	http://www.yodosha.co.jp/
ISBN978-4-7581-0631-3	印刷所	広研印刷株式会社

本書の複写権・複製権・転載権・翻訳権・データベースへの取り込みおよび送信（送信可能化権を含む）・上映権・譲渡権は，（株）羊土社が保有します．

JCLS ＜（株）日本著作出版管理システム委託出版物＞　本書の無断複写は著作権法上での例外を除き禁じられています．複写される場合は，そのつど事前に（株）日本著作出版管理システム（TEL 03-3817-5670，FAX 03-3815-8199）の許諾を得てください．

小社HPの好評連載『よろずお助け相談室』が単行本に！

日常診療のよろずお助け Q&A 100

救急・外来・当直で誰もが出会う「困った」に経験とエビデンスで答えます！

林 寛之／編著　菅野圭一，岩田充永／著

小社HPの好評連載『よろずお助け相談室』が，項目数を倍増して単行本に！
実例に基づく研修医の質問に，『レジデントノート』でおなじみの林寛之先生が丁寧に答えます．便利な付録カード『医療過誤を避けるTips』付き！

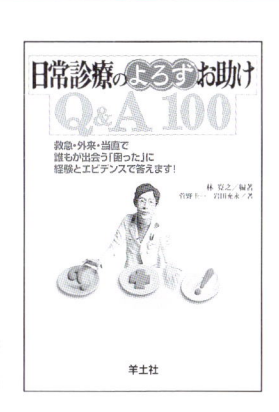

- 定価（本体3,300円＋税）
- A5判　■ 206頁
- ISBN978-4-89706-695-6

レジデントノート人気連載「対岸の火事,他山の石」書籍化！

日常診療虎の巻！
対岸の火事,他山の石

中島 伸／著

レジデントノートで大人気連載中の「対岸の火事，他山の石」がついに書籍化！救急から日常診療・プレゼンまで，医師が出会う日々の「困った」にエッセイ形式でズバリ回答．
気軽に読めてすぐに役立つ一冊！

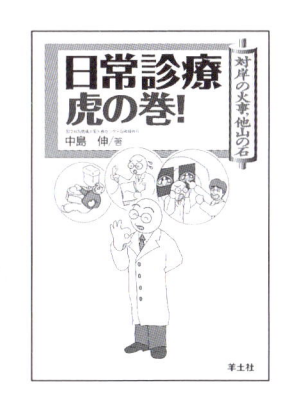

- 定価（本体2,800円＋税）
- A5判　■ 223頁
- ISBN978-4-7581-0629-0

発行　羊土社

〒101-0052
東京都千代田区神田小川町2-5-1
TEL 03(5282)1211
E-mail: eigyo@yodosha.co.jp
FAX 03(5282)1212
URL: http://www.yodosha.co.jp/

ご注文は最寄りの書店，または小社営業部まで

『正常画像と並べてわかる』シリーズの姉妹書

正常画像と比べてわかる
病理アトラス

編／下 正宗

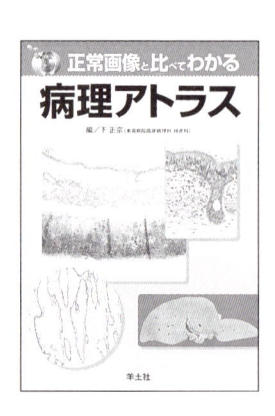

- この1冊に主要な**臓器**をすべて**網羅**！
- 各臓器の正常構造を掲載！**正常**と**疾患**を比べられるから，病変部位がすぐわかる！
- **マクロ写真**と**ミクロ写真**を見開きで掲載！病理実習や日常診療に役立つ！

臨床医，医学部生，コメディカルに最適！

- 定価（本体 4,500円＋税）
- A5判　■ 4色刷り　■ 303頁
- ISBN978-4-7581-0643-6

『みてわかる臨床力アップ』シリーズ

診察・検査

名郷直樹／監修
小谷和彦，朝井靖彦，南郷栄秀，尾藤誠司／編集

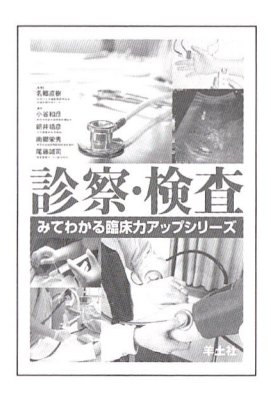

こうしているから上手くいく！各科専門医が使う診察・検査のテクニックを凝縮．医療面接から生検・造影検査までより適切な処置を行うためのアドバイスが充実！この一冊で日常診療の上級テクニックが身につく！

各科専門医の熟練された手技のポイントがつかめる！

- 定価（本体 5,600円＋税）
- B5判　■ 4色刷り　■ 279頁
- ISBN978-4-7581-0772-3

発行　**羊土社**

〒101-0052
東京都千代田区神田小川町2-5-1
TEL 03(5282)1211
E-mail: eigyo@yodosha.co.jp
FAX 03(5282)1212
URL: http://www.yodosha.co.jp

ご注文は最寄りの書店，または小社営業部まで

『研修チェックノート』シリーズ

シリーズの特徴
- ✓ チェックシートで重要事項をすぐ確認できる！
- ✓ 研修医はもちろん，指導医にもオススメです！

外科研修チェックノート
書き込み式で研修到達目標が確実に身につく！

編集　小西文雄, 安達秀雄, Alan Lefor

外科研修で経験すべき基本知識と疾患ごとの診療方法を凝縮した現場で役立つポケットブック！

- □ 定価（本体 3,600円＋税）
- □ B6変型判　□ 318頁
- □ ISBN978-4-7581-0571-2

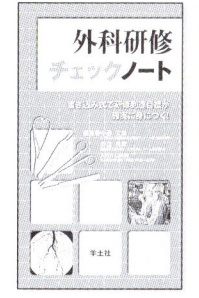

消化器内科研修チェックノート
書き込み式で研修到達目標が確実に身につく！

編集　柴田 実

研修医が経験すべき消化器疾患の知識・技術を凝縮した，診療のコツ満載のポケットブック．

- □ 定価（本体 3,800円＋税）
- □ B6変型判　□ 383頁
- □ ISBN978-4-7581-0570-5

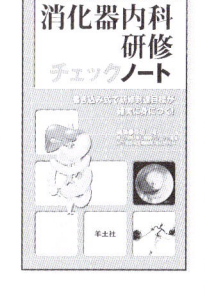

麻酔科研修チェックノート　改訂第2版
書き込み式で研修到達目標が確実に身につく！

編集　讃岐美智義

術前管理から術中・術後管理まで，麻酔科研修で身に付けるべき知識をコンパクトに整理！

- □ 定価（本体 3,200円＋税）
- □ B6変型判　□ 382頁
- □ ISBN978-4-7581-0568-2

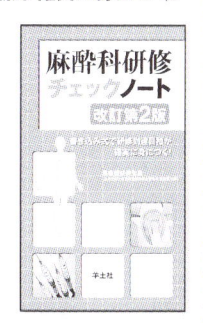

循環器内科研修チェックノート
書き込み式で研修到達目標が確実に身につく！

編集　並木 温

研修医が身に付けるべき循環器疾患の診療・手技・薬剤を凝縮！Pointと概略図で重要点がすぐわかる．

- □ 定価（本体 3,600円＋税）
- □ B6変型判　□ 341頁
- □ ISBN978-4-7581-0569-9

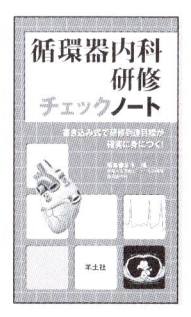

発行　羊土社

〒101-0052
東京都千代田区神田小川町2-5-1
TEL 03(5282)1211
E-mail：eigyo@yodosha.co.jp
FAX 03(5282)1212
URL：http://www.yodosha.co.jp/

ご注文は最寄りの書店，または小社営業部まで

Step Beyond Resident

ステップ ビヨンド レジデント

研修医は読まないで下さい!?

著／林　寛之（福井県立病院救命救急センター）

救急診療・研修指導医に絶対役立つ「**研修医指導虎の巻**」！
エビデンス満載の解説と読みやすい"**ハヤシ節**"が，ますます冴えわたる！

④ 救急で必ず出合う疾患編 Part 2

- 予価（本体 4,300円＋税）　■ B5判
- 約220頁　■ ISBN978-4-7581-0645-0

大好評シリーズの第4弾が満を持して登場！
胸痛や高血圧など救急現場で頭を悩ませる症状へのアプローチがハヤシ節でよくわかる！
単行本だけの最新文献＆コラムも満載！
「一味違う上級医」を目指すための必読書

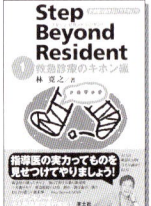

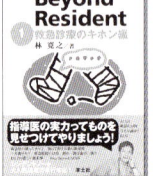

① 救急診療のキホン編
- 定価（本体 4,300円＋税）　■ B5判
- 244頁　■ ISBN978-4-7581-0606-1

救急でまず必要となる知識・技術を解説．AHAガイドライン2005も，いち早く徹底解剖！

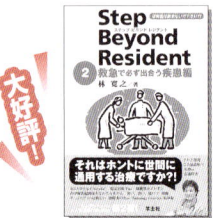

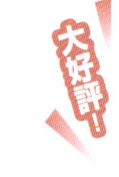

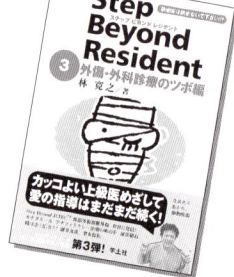

② 救急で必ず出合う疾患編
- 定価（本体 4,300円＋税）　■ B5判
- 238頁　■ ISBN978-4-7581-0607-8

よく出合う疾患にも油断は禁物．そんなときこそワンランク上の指導医の腕が光る！

③ 外傷・外科診療のツボ編
- 定価（本体 4,300円＋税）　■ B5判
- 214頁　■ ISBN978-4-7581-0608-5

救急現場では，医師の機転が患者の予後を左右する．上級医にふさわしいガイドラインの使い方を伝授！

発行　**羊土社**

〒101-0052
東京都千代田区神田小川町2-5-1
TEL 03(5282)1211
E-mail: eigyo@yodosha.co.jp
FAX 03(5282)1212
URL: http://www.yodosha.co.jp

ご注文は最寄りの書店、または小社営業部まで